U0240020

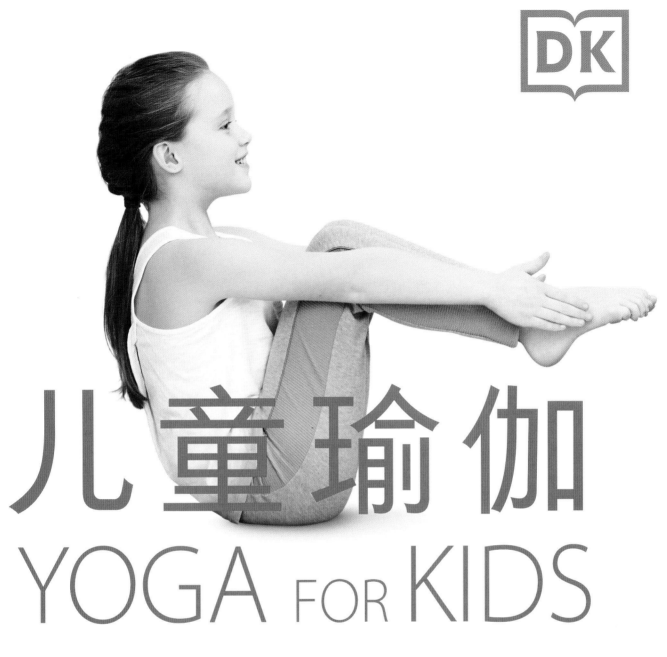

儿童瑜伽
YOGA FOR KIDS

专注力　　平衡感　　共情力　　行动力

〔英〕苏珊娜·霍夫曼◎著　　于秀兰◎译

北京科学技术出版社

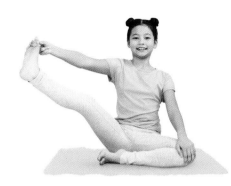

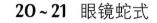

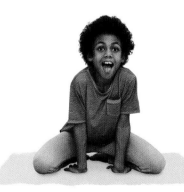

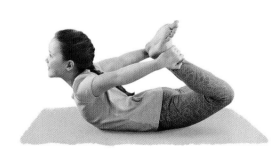

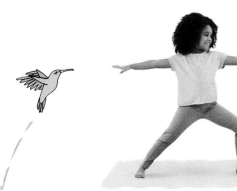

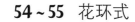

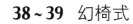

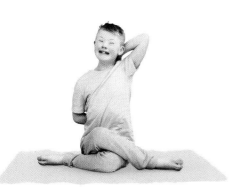

安全须知

做任何运动都可能受伤。请了解孩子的运动极限，在做练习时不要强迫他们，必要时，请为孩子提供指导和帮助。虽然这些体式都对健康有益，但如果你的孩子患有疾病，请遵医嘱。

序 言

　　如今，生活节奏越来越快，我们似乎总有做不完的事情，甚至没有时间停下来歇口气。和很多人一样，我在生活中也扮演着多种角色：我是一名演员，也是一位母亲。但作为一个普通人，在应对角色转换和生活中的诸多变化时，我也时常感到力不从心。时不我待，学会在飞速运转的社会中迅速恢复体力尤为重要。当我感到筋疲力尽时，朋友们都建议我做同一件事："练习瑜伽！"

　　与成年人一样，孩子每天也面临着各种压力。从小开始练习瑜伽，可以帮助孩子学会与身体沟通，从而释放压力。这本书就是一个很好的选择！

　　本书的作者苏珊娜·霍夫曼有多年瑜伽教学经验，在不同的课程中教授过众多学员，其中包括待产的准妈妈和演艺明星。通过这本书，苏珊娜想把瑜伽带给千千万万的孩子和他们的家人，让大家都能从瑜伽中受益。

　　苏珊娜把自己作为母亲的经验和作为瑜伽教练的智慧相结合，深入浅出地讲解瑜伽体式，她对每一个体式的讲解都简单易懂、清晰明了。除此之外，在讲解每个体式时，她都会有意识地引导孩子通过练习瑜伽缓解日常生活中的压力。无论是家长还是孩子，阅读这本书都可以使他们的瑜伽练习变得容易。

　　祝阅读愉快。

（帕特丽夏·阿奎特）

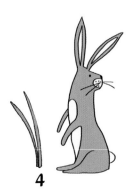

　　帕特丽夏·阿奎特是一名演员，曾获多个奖项。2015年，她凭借在电影《少年时代》中的精彩表演，斩获奥斯卡金像奖最佳女配角奖和美国电影电视金球奖最佳女配角奖。她自幼便对瑜伽的力量深信不疑。

引 言

五岁那年，我第一次接触瑜伽，自那时起，瑜伽就成了我最大的爱好！我希望这本书也能让你爱上瑜伽并从中受益。

在不同的时期，我们的身体状态会有所不同，因此，练习某些体式有时比较容易，有时却比较困难，这是正常的！你只要记住，对你而言，在练习的当下已经尽力了就可以了。

练习瑜伽有很多好处。有些体式可以拉伸身体，有些体式可以带来勇气和力量，有些体式可以安抚情绪和提升专注力。呼吸的技巧则可以让我们的内心得到平静——让我们观察自身，释放心中的恐惧和不安。

练习时，你应当量力而行，根据身体状态和情绪，挑选适合自己的体式或序列。

开始享受你的瑜伽之旅吧。

向你致敬！

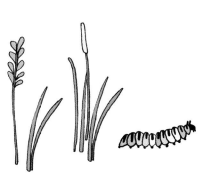

（苏珊娜·霍夫曼）

苏珊娜·霍夫曼有20多年的瑜伽教学经验，现为英国瑜伽扶轮会培训师和英国瑜伽联盟高级教练。她也是英国三维瑜伽教师培训课程最初的讲师之一，并开设了官方认可的"儿童瑜伽"训练课程。

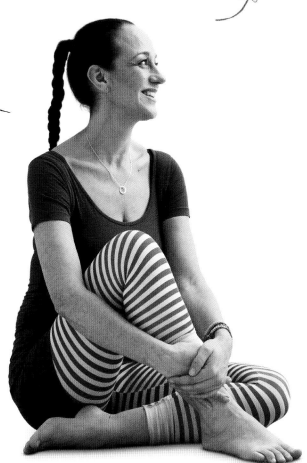

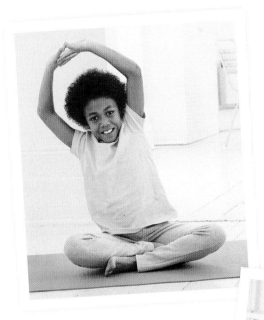

新手入门

开始练习体式之前，请阅读以下提示，这些提示会让这本书发挥最大作用。

热身

第8~17页介绍了一些热身体式。在练习其他体式前，请先学习热身体式。

呼吸

练习瑜伽时，呼吸的技巧非常重要。请注意书中关于吸气和呼气的提示——它们能让体式练习达到最佳效果。

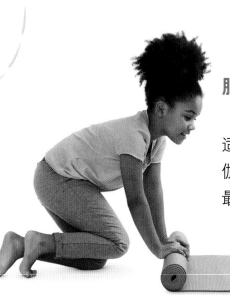

服装及辅具

练习瑜伽时，请选择舒适的衣服以便活动。使用瑜伽垫可以防滑。练习瑜伽时最好光着脚。

如何使用这本书

单个体式的讲解部分展示了体式的分解动作，序列的讲解部分展示了由单个体式串连成的序列，呼吸练习部分介绍了控制呼吸的技巧。

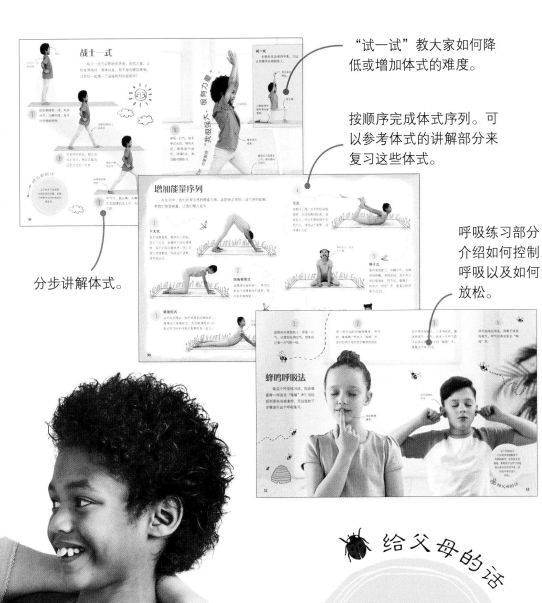

分步讲解体式。

"试一试"教大家如何降低或增加体式的难度。

按顺序完成体式序列。可以参考体式的讲解部分来复习这些体式。

呼吸练习部分介绍如何控制呼吸以及如何放松。

给父母的话

"给父母的话"介绍了每个体式的益处，同时提供了帮助孩子学习每个体式的技巧。

每个人都有擅长的体式！

你如果在练习某些体式时遇到了困难，不要担心——每个人都有擅长的体式，你可以选择适合自己的体式来练习。

7

唱诵音与合十礼

请选择一个不易被干扰的地方，平静下来，开始练习。保持专注，放松身体，关注自己的呼吸。然后，双手在胸前合十。

双手保持相同姿势：屈食指，用食指触碰拇指。

① 盘腿而坐，背部挺直。双手轻轻放在膝盖上，掌心向上。屈食指，用食指触碰拇指。

唱诵 "om" 时可以放慢速度，拉长每个字母的音，感受声带的振动。

双手轻轻放在膝盖上，掌心向上。

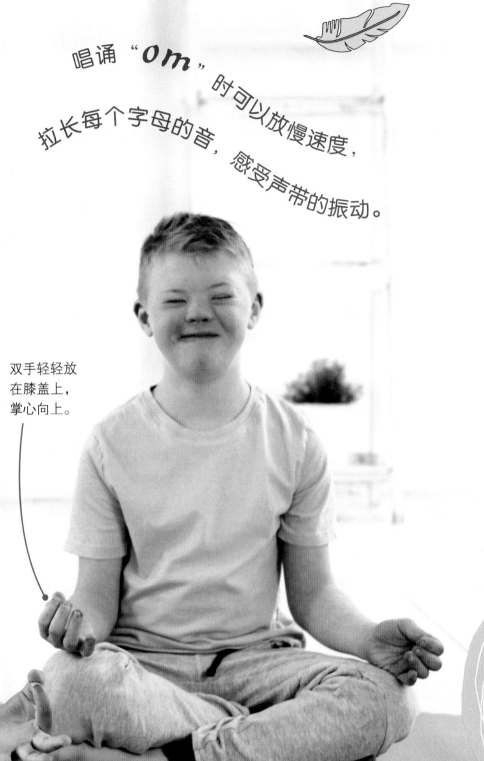

试一试

闭上双眼，双手在胸前合十。这个手势叫作"Namaste"，意为"向你致敬"。

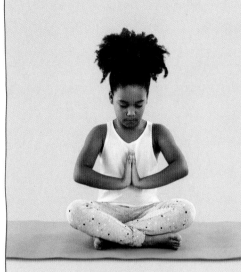

☁ **给父母的话**

"om"是瑜伽中常用的唱诵音。以前人们认为它是宇宙的声音——自然万物有节奏的声音。这个唱诵音可以让我们感受到彼此之间的联系，并帮助我们集中注意力。它虽然短小，但是蕴含着无穷的力量！

2 闭上双眼，花几分钟关注自己的呼吸。深深地吸气，然后在呼气时慢慢唱诵"om"。重复3次，体会这个过程带给你的平静。

肩部拉伸

当你背着沉甸甸的书包时，肩部很容易变得僵硬。下面两项练习可以帮助你有效地放松双肩。

耸肩

耸肩有助于缓解双肩的僵硬。

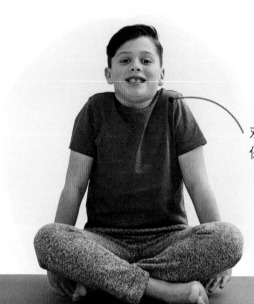

1 盘腿坐在瑜伽垫上，双肩抬起，向耳朵靠拢。

双肩抬起和放下时，保持肩部肌肉放松。

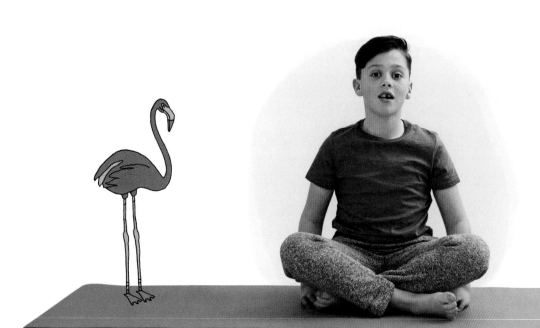

2 深深地呼出一口气，双肩放下。

重复2~3次。

坐姿侧向拉伸

这个动作可以同时拉伸肩部和身体两侧的肌肉。

双臂向前方伸直，十指相扣。

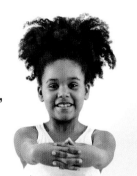

掌心外翻，手背向内。然后双臂向上抬起，直到双手举过头顶。

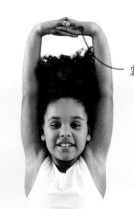

掌心朝上。

深吸一口气。呼气时，上半身向左侧倾斜。再次吸气时，上半身回正。再次呼气时，上半身向右侧倾斜。

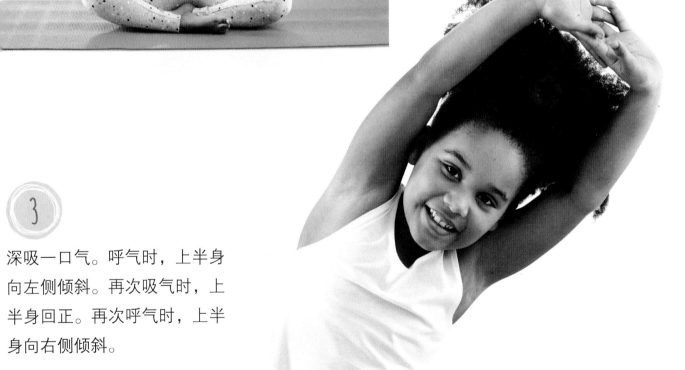

臀部紧贴瑜伽垫。

11

婴儿摇篮式

想象一下，你正抱着一个婴儿哄他入睡，你会用什么姿势呢？试试这个体式吧，把你的腿想象成一个小婴儿。这个体式有助于你活动臀部。

☆ 给父母的话

如果孩子正处于快速成长期，肌肉发育落后于骨骼生长，这就意味着他们的肌肉常常处于紧张状态。这个体式有助于孩子拉伸紧张的肌肉。

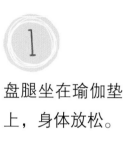

1

盘腿坐在瑜伽垫上，身体放松。

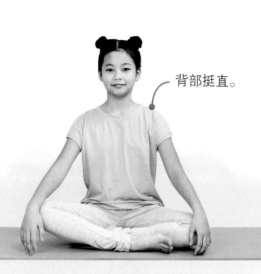

背部挺直。

2

右腿抬起，双臂环抱右腿，轻轻地左右摇晃，就像摇晃一个小婴儿一样。

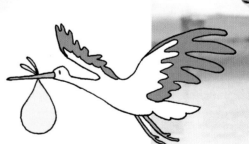

右脚紧贴左手肘内侧。

右膝紧贴右手肘内侧。

双手紧握。

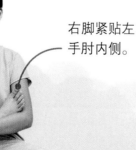

12

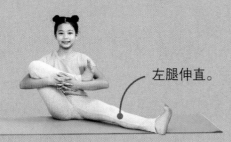

左腿伸直。

如果屈左腿时很难坐稳，可以将左腿向身体左前方伸直。

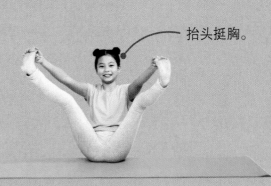

抬头挺胸。

如果想增加难度，可以试着用双手抓住双脚，双腿分开，分别向左上方和右上方伸直。看看你能保持多长时间！

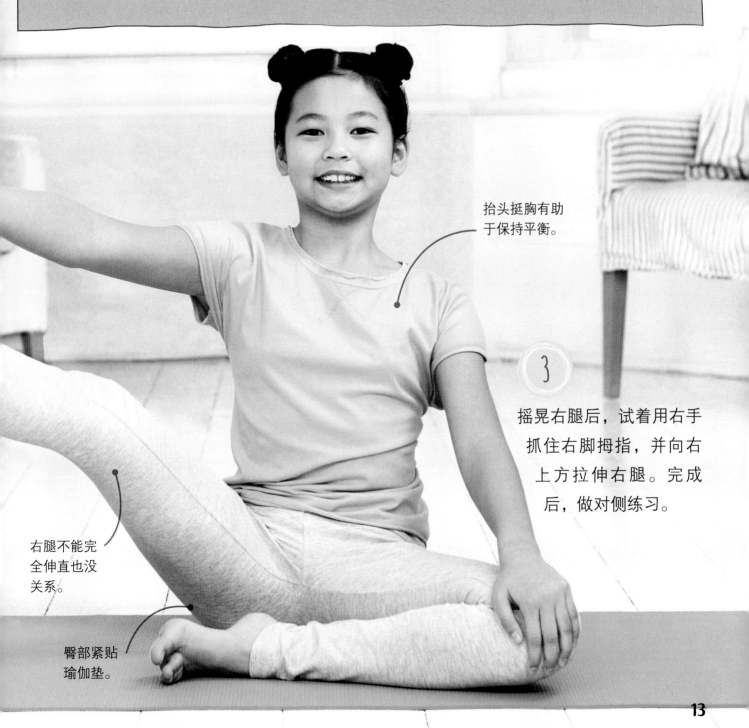

抬头挺胸有助于保持平衡。

右腿不能完全伸直也没关系。

臀部紧贴瑜伽垫。

3

摇晃右腿后，试着用右手抓住右脚拇指，并向右上方拉伸右腿。完成后，做对侧练习。

13

猫伸展式

猫睡醒后会打个哈欠，伸个懒腰，舒展背部和四肢。早上醒来时，你会怎么做？这个体式可以让你像猫一样伸展背部。

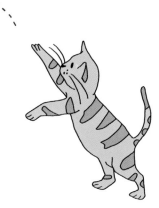

跪在瑜伽垫上，用手臂支撑身体，双手位于双肩正下方，双膝位于臀部正下方。这个体式叫四角板凳式。

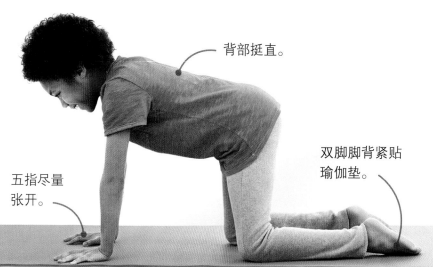

背部挺直。

双脚脚背紧贴瑜伽垫。

五指尽量张开。

想象自己是一只猫，长着长长的胡子和尾巴。

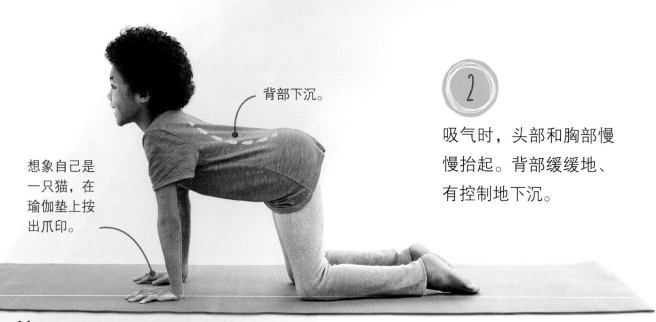

想象自己是一只猫，在瑜伽垫上按出爪印。

背部下沉。

吸气时，头部和胸部慢慢抬起。背部缓缓地、有控制地下沉。

试一试

练习了猫伸展式后，试试虎伸展式吧。虎伸展式的起始姿势与猫伸展式的起始姿势相同。吸气时，抬起左腿，这时左腿就像老虎翘起来的尾巴一样。

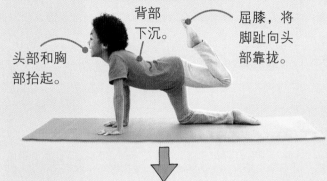

头部和胸部抬起。

背部下沉。

屈膝，将脚趾向头部靠拢。

呼气时，左腿收回，向前移动，膝盖碰触鼻尖。完成后，做对侧练习。

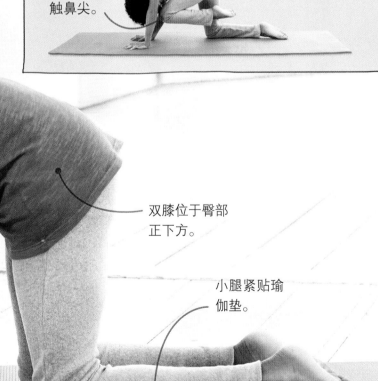

左腿向前移动，膝盖碰触鼻尖。

背部尽可能地拱起。

3

呼气时，背部拱起，将所有的空气从肺部挤压出去。这时，你可以像一只发怒的猫一样发出"嘶嘶"声。

步骤2和步骤3重复5次，直到背部完全舒展。

双手位于双肩正下方。

眼睛看向腹部。

双膝位于臀部正下方。

小腿紧贴瑜伽垫。

热身序列

热身对瑜伽练习尤为重要，它可以帮助我们拉伸身体，为接下来的练习做好准备。下面这些体式可以帮助我们热身和集中注意力。

1 耸肩

双肩放松。盘腿坐在瑜伽垫上，深吸一口气，双肩抬起向耳朵靠拢。呼气时，双肩放下。重复3次。

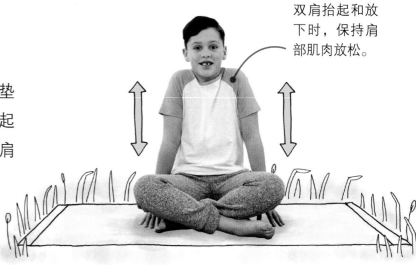

双肩抬起和放下时，保持肩部肌肉放松。

2 坐姿侧向拉伸

深吸一口气，双手向上举过头顶，十指相扣，掌心向上。呼气时，上半身向左侧倾斜。再次吸气时，上半身回正。再次呼气时，上半身向右侧倾斜。重复2次。

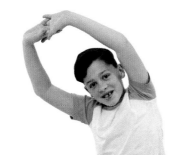

3

婴儿摇篮式：步骤1、2

慢慢放下举过头顶的双手，双臂环抱右腿，轻轻地左右摇晃。完成后，做对侧练习。

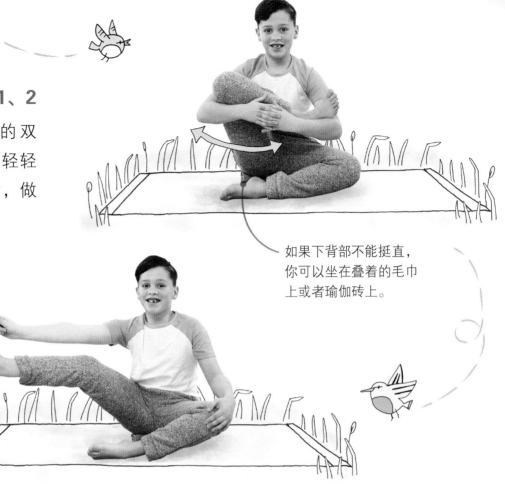

如果下背部不能挺直，你可以坐在叠着的毛巾上或者瑜伽砖上。

4

婴儿摇篮式：步骤3

摇晃双腿之后，用右手抓住右脚拇指，向右上方拉伸右腿。右腿不能完全伸直也没关系。完成后，做对侧练习。

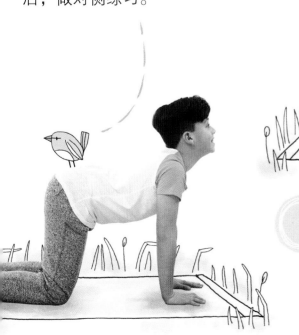

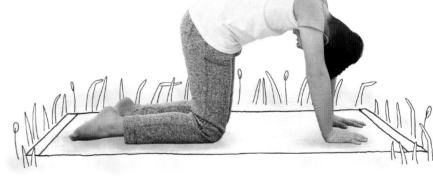

5

猫伸展式

跪在瑜伽垫上，将重心移向双手和双膝。吸气时，头部和胸部慢慢抬起，背部下沉。呼气时，背部拱起，眼睛看向腹部。重复3次。

下犬式

小狗很喜欢伸展身体。它们常常将前腿贴在地上，将自己的身体拱成一个三角形。你能不能像顽皮的小狗一样做出这个姿势呢？

双手双膝着地，双手打开，与肩同宽。双手手指尽量张开，用力向下压。

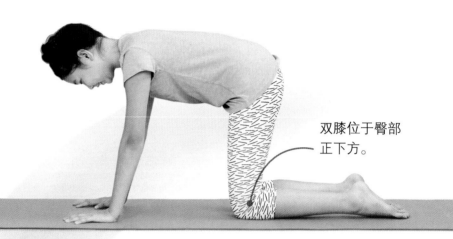

双膝位于臀部正下方。

屈脚趾踩住瑜伽垫，身体向后移动，臀部坐在脚跟上。

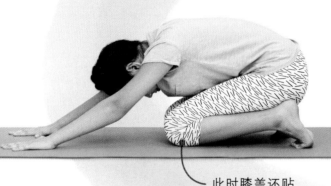

此时膝盖还贴在瑜伽垫上。

深吸一口气，臀部向上抬起。

双臂伸直。

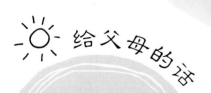

给父母的话

这个体式可以增强双臂和双腿的力量，提高肩部和脊柱的灵活性。这个体式还可以增加脑部的供血量，为疲惫的孩子提供能量。

18

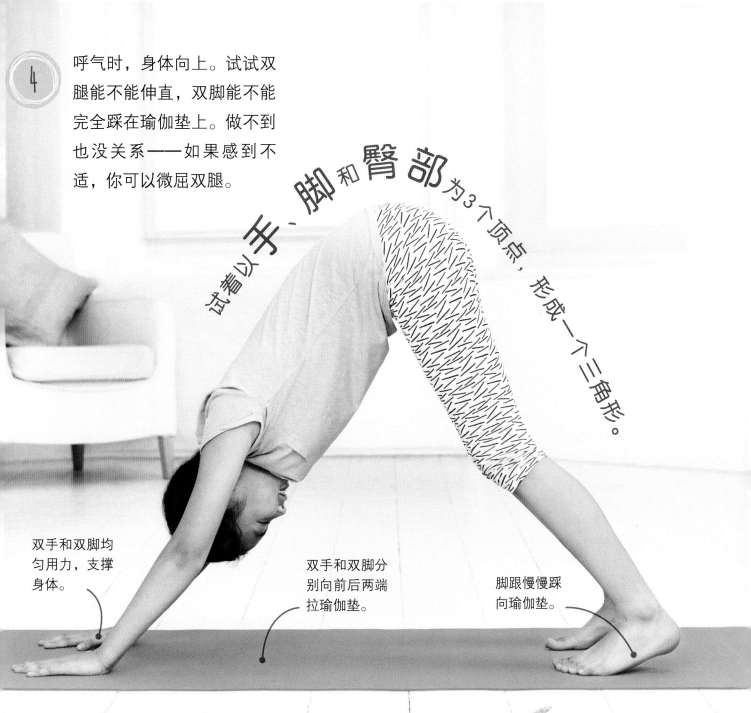

4 呼气时，身体向上。试试双腿能不能伸直，双脚能不能完全踩在瑜伽垫上。做不到也没关系——如果感到不适，你可以微屈双腿。

试着以**手**、**脚**和**臀 部**为3个顶点，形成一个三角形。

双手和双脚均匀用力，支撑身体。

双手和双脚分别向前后两端拉瑜伽垫。

脚跟慢慢踩向瑜伽垫。

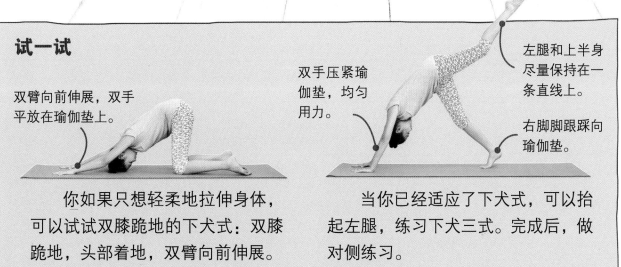

试一试

双臂向前伸展，双手平放在瑜伽垫上。

你如果只想轻柔地拉伸身体，可以试试双膝跪地的下犬式：双膝跪地，头部着地，双臂向前伸展。

双手压紧瑜伽垫，均匀用力。

左腿和上半身尽量保持在一条直线上。

右脚脚跟踩向瑜伽垫。

当你已经适应了下犬式，可以抬起左腿，练习下犬三式。完成后，做对侧练习。

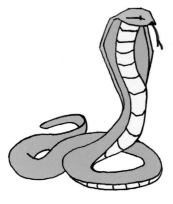

眼镜蛇式

眼镜蛇在发出警告时，会抬起头，竖起身体的前半部分。你能不能也把头高高地抬起来，然后像眼镜蛇一样发出"嘶嘶"声？

1 趴在瑜伽垫上，双臂交叠，像枕头一样放在下巴下方。

将头枕在手臂上。

2 手肘移到双肩下方，然后微微抬起头。深深地吸气，呼气时发出"嘶嘶"声。

颈部放松。

这个体式不仅可以提高脊柱的柔韧性，还可以将胸腔打开，让呼吸变得顺畅。孩子做出这个体式后，请鼓励他们尽量使双肩远离耳朵。双臂微屈可以使双肩更容易打开。

给父母的话

前臂贴在瑜伽垫上。

试着将脚背的前半部分贴在瑜伽垫上。

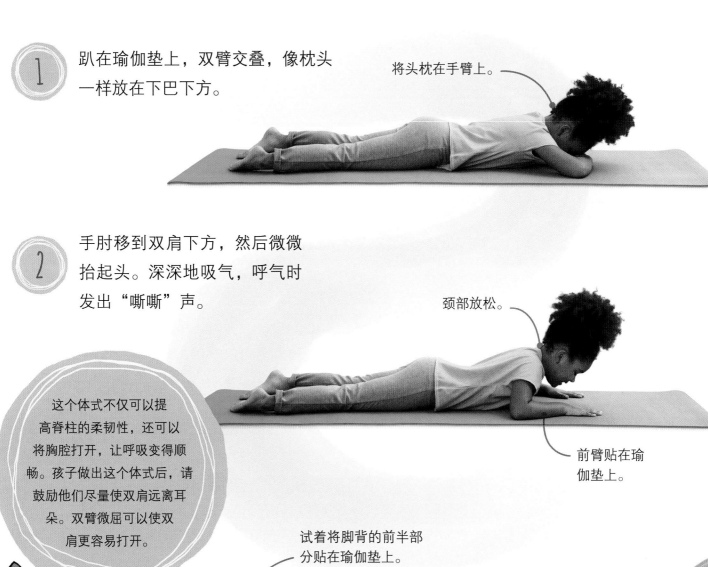

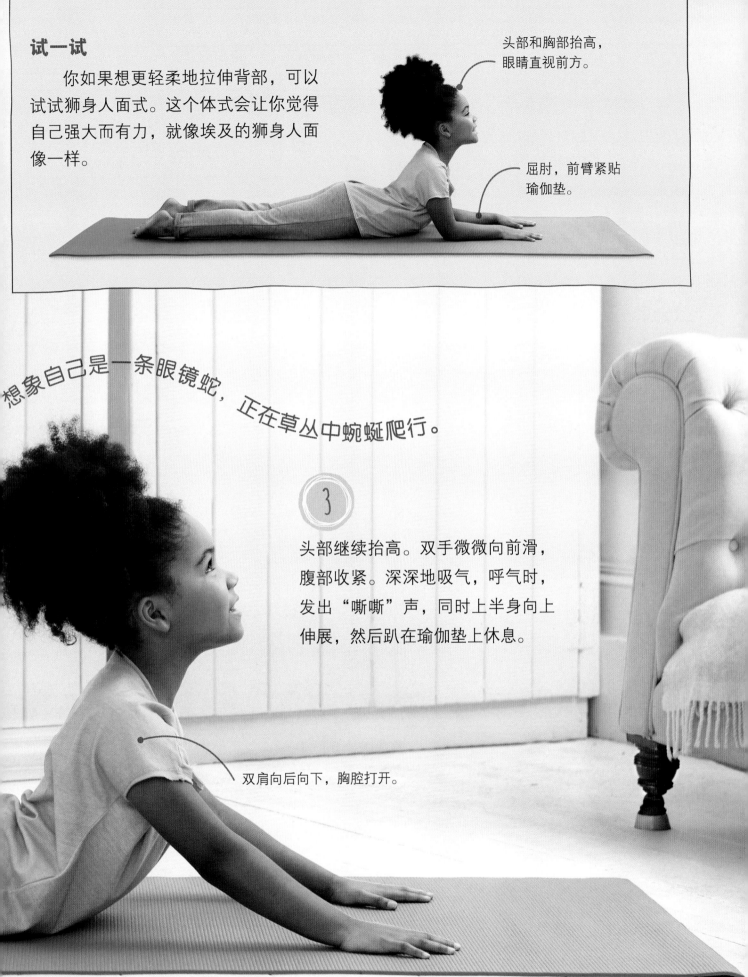

试一试

你如果想更轻柔地拉伸背部，可以试试狮身人面式。这个体式会让你觉得自己强大而有力，就像埃及的狮身人面像一样。

头部和胸部抬高，眼睛直视前方。

屈肘，前臂紧贴瑜伽垫。

想象自己是一条眼镜蛇，正在草丛中蜿蜒爬行。

3

头部继续抬高。双手微微向前滑，腹部收紧。深深地吸气，呼气时，发出"嘶嘶"声，同时上半身向上伸展，然后趴在瑜伽垫上休息。

双肩向后向下，胸腔打开。

弓 式

　　在做这个体式时，你的背部会变得弯曲，你的身体看上去就像一张弓。想象一下，你的手臂和小腿就像绷紧的弓弦，正要把一支箭射向高高的天空。

1 趴在瑜伽垫上，额头放在手背上。

双腿、双脚分开。

2 屈左膝，左手抓住左脚脚踝。

腹部紧贴瑜伽垫。

3 屈右膝，右手抓住右脚脚踝。

双脚远离瑜伽垫。

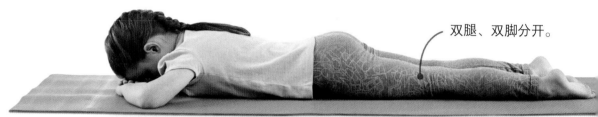

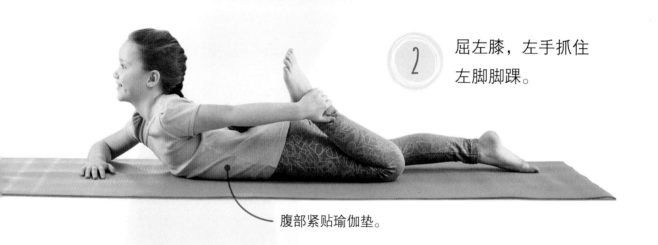

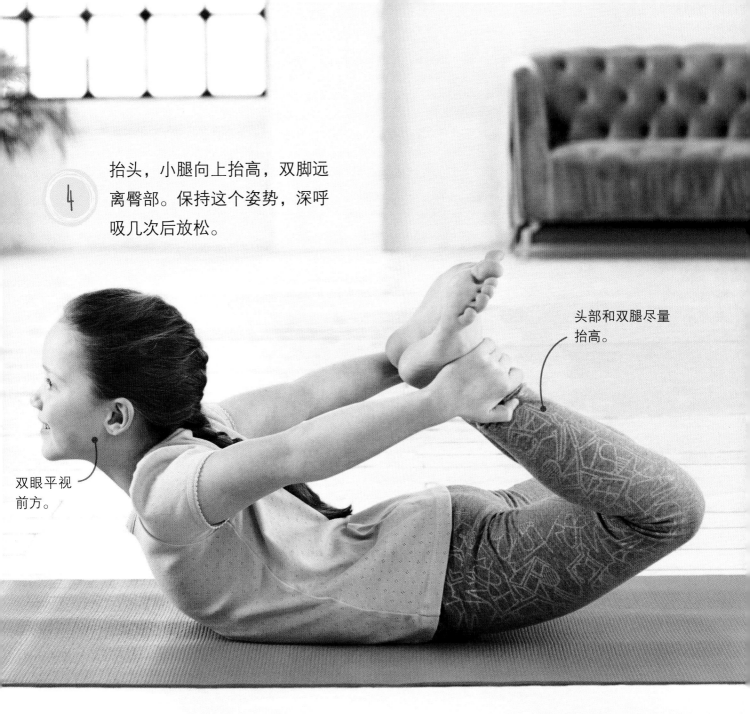

4 抬头，小腿向上抬高，双脚远离臀部。保持这个姿势，深呼吸几次后放松。

头部和双腿尽量抬高。

双眼平视前方。

试一试

如果抬起双腿比较困难，可以只抬起头部和上半身。

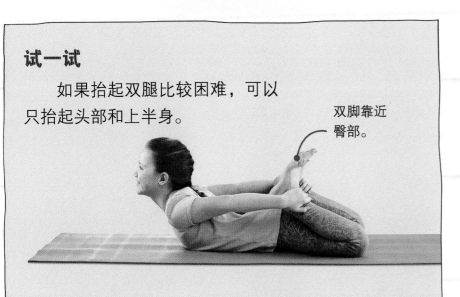

双脚靠近臀部。

给父母的话

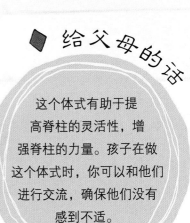

这个体式有助于提高脊柱的灵活性，增强脊柱的力量。孩子在做这个体式时，你可以和他们进行交流，确保他们没有感到不适。

狮子式

疲惫的狮子打哈欠时，会把嘴张得大大的，把舌头伸出来。想象自己是一头狮子，用这个好玩的体式来唤醒面部吧。

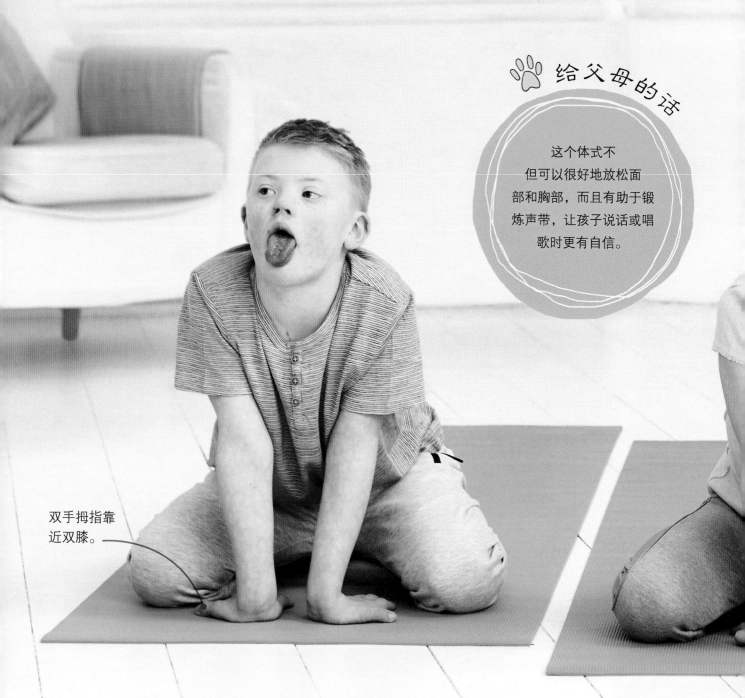

🐾 给父母的话

这个体式不但可以很好地放松面部和胸部，而且有助于锻炼声带，让孩子说话或唱歌时更有自信。

双手拇指靠近双膝。

1 跪在瑜伽垫上，双膝分开，臀部坐在脚跟上，双脚拇指相触。身体前倾，双手手掌向后，手指朝向身体，像狮爪一样用力地抓住瑜伽垫。

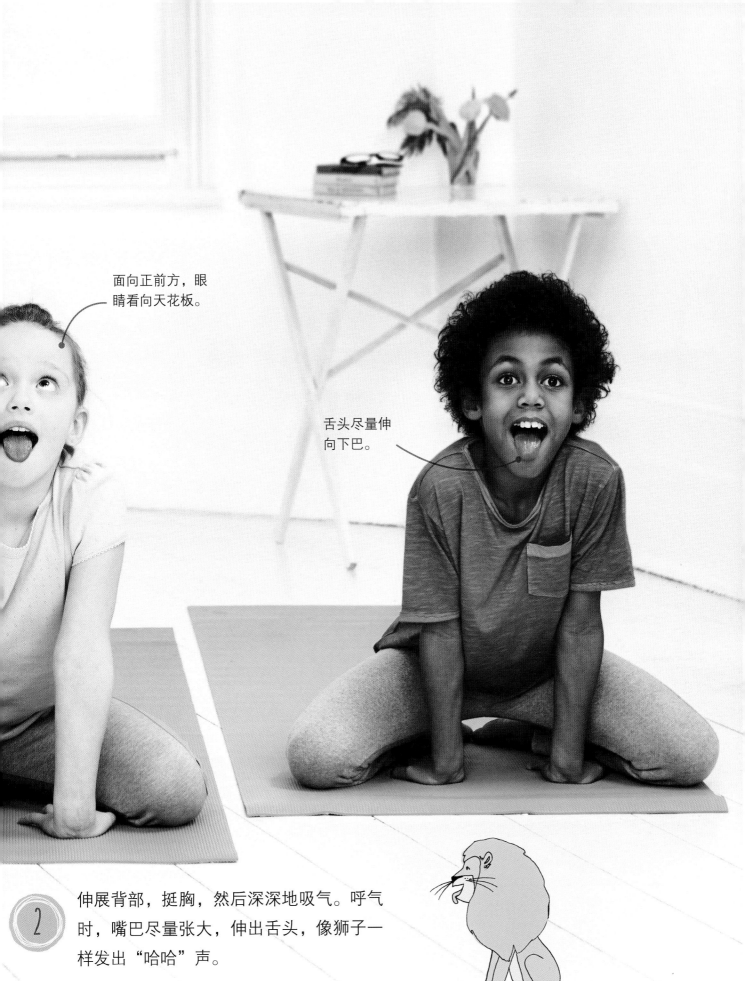

面向正前方，眼睛看向天花板。

舌头尽量伸向下巴。

2 伸展背部，挺胸，然后深深地吸气。呼气时，嘴巴尽量张大，伸出舌头，像狮子一样发出"哈哈"声。

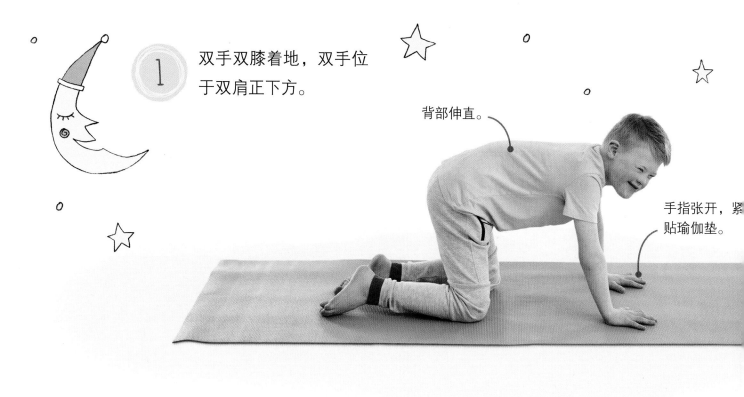

1 双手双膝着地，双手位于双肩正下方。

背部伸直。

手指张开，紧贴瑜伽垫。

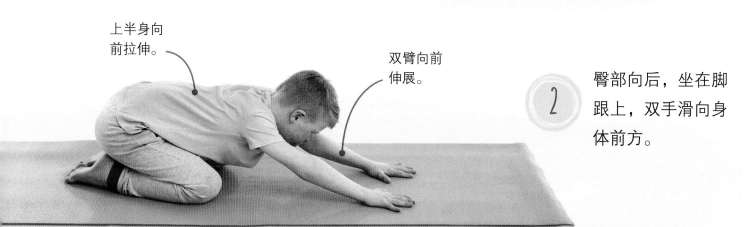

上半身向前拉伸。

双臂向前伸展。

2 臀部向后，坐在脚跟上，双手滑向身体前方。

婴儿式

你注意过熟睡的婴儿有多平静吗？这个体式可以帮助你像熟睡的婴儿一样放松。做这个体式可以帮助孩子放松身体和放慢呼吸。

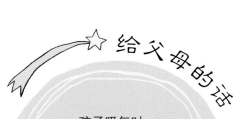

给父母的话

孩子吸气时，帮助孩子关注胸腔是如何扩张的。你可以用手靠近孩子的背部，让他们用力吸气，用背部触碰你的手掌。

3 额头紧贴瑜伽垫，双臂放在身体两侧，闭上双眼。休息之后，慢慢回到起始姿势。

关注自己的呼吸。呼吸时，你有什么感觉？你会发出怎样的声音？

双手放在双脚边。

双臂放松。

下巴回收，这样鼻子就不会碰到瑜伽垫。

试一试

你如果想拉伸手臂和背部，可以把双手放在身体前方。

双手紧贴瑜伽垫，臀部向后，紧贴脚跟。

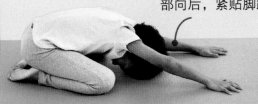

你如果想更充分地拉伸肩部，可以试着先将上半身转向右侧，然后转向左侧。

将左侧手臂从右侧手臂下方穿过，然后将上半身转向右侧。

27

船　式

这个体式能够增强全身肌肉的力量，对锻炼腹肌以及提高身体的平衡能力有很大帮助。

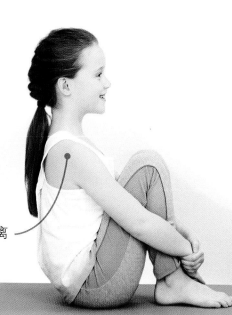

1

坐在瑜伽垫上，双臂环抱双腿，双膝紧靠上半身，背部挺直。

双肩尽量远离耳朵。

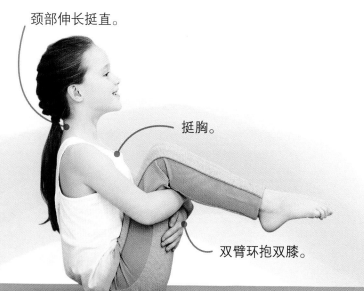

颈部伸长挺直。

挺胸。

双臂环抱双膝。

2

身体微微后倾，双脚离地。背部和头部保持挺直。

顾名思义，当你练习这个体式时，你的身体看上去就像一只小船。

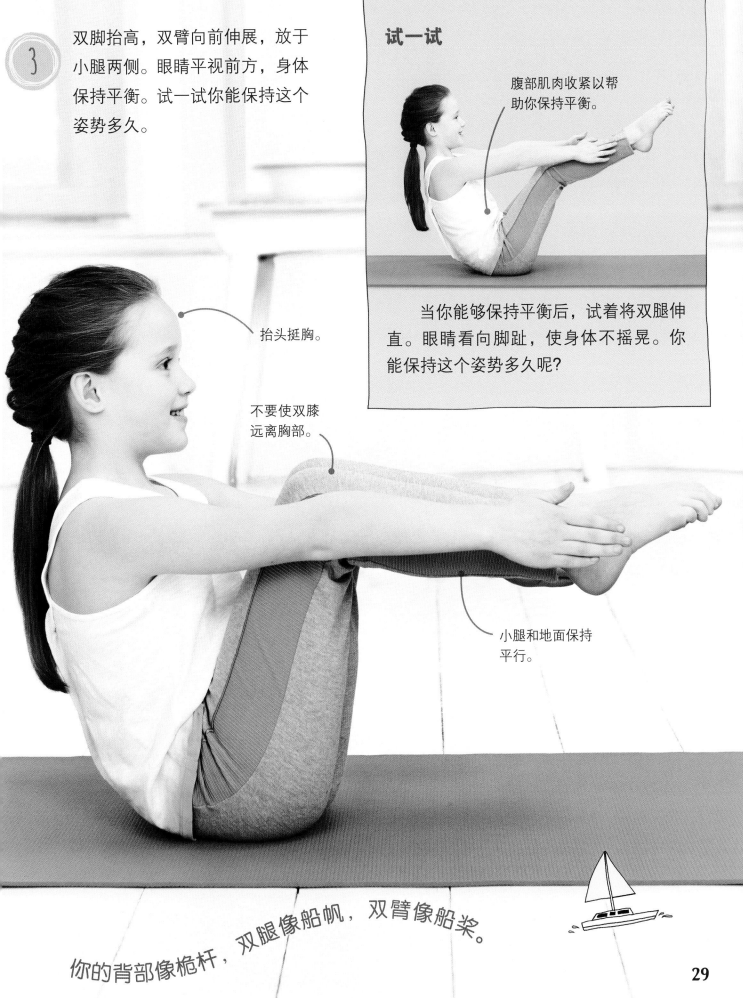

3 双脚抬高，双臂向前伸展，放于小腿两侧。眼睛平视前方，身体保持平衡。试一试你能保持这个姿势多久。

试一试

腹部肌肉收紧以帮助你保持平衡。

当你能够保持平衡后，试着将双腿伸直。眼睛看向脚趾，使身体不摇晃。你能保持这个姿势多久呢？

抬头挺胸。

不要使双膝远离胸部。

小腿和地面保持平行。

你的背部像桅杆，双腿像船帆，双臂像船桨。

增加能量序列

在生活中，也许你经常会感到精疲力竭，这是很正常的。这个序列能够帮助你恢复能量，让你精力充沛。

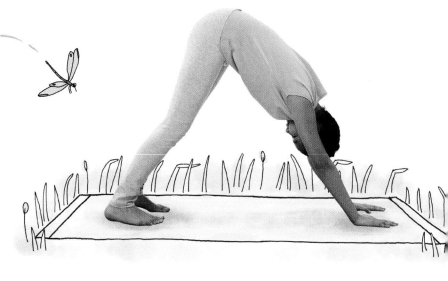

1

下犬式

双手双膝着地，臀部向上抬起，进入下犬式。双臂有力地支撑身体，双手手指尽量张开，上半身向双腿靠拢。保持这个姿势，深呼吸5次。

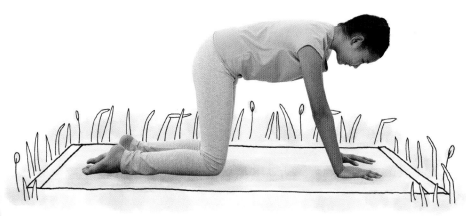

2

四角板凳式

双膝落回瑜伽垫，再次回到双手双膝着地的姿势。

3

眼镜蛇式

趴在瑜伽垫上，双手向前移动，放到肩部前的瑜伽垫上，慢慢进入眼镜蛇式。重复眼镜蛇式2次，每次练习前和结束后都要休息一会儿。

将上半身慢慢地推离瑜伽垫。

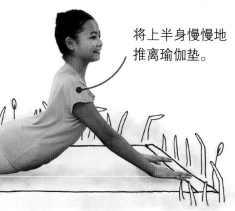

4

弓式

双膝向上屈，双手抓住双脚脚踝。头部和胸部抬高，双脚发力，带动双臂和躯干向后向上。保持这个姿势，深呼吸3~5次。

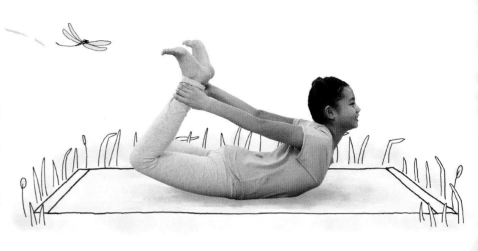

伸出舌头，抬头向上看。

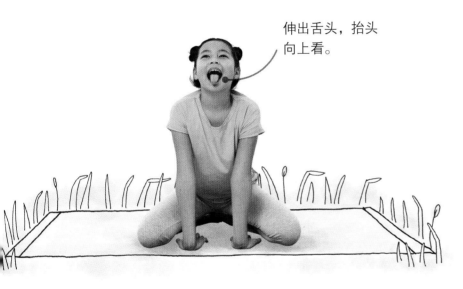

5

狮子式

跪在瑜伽垫上，双膝分开，双脚拇指相触，身体前倾，双手手指朝向身体，用力抓住瑜伽垫。呼气时，像狮子一样发出"哈哈"声。重复这种呼吸方式3次。

6

合十礼

最后，双腿盘坐，闭上双眼。双手在胸前合十，关注自己的呼吸。

双手合十。

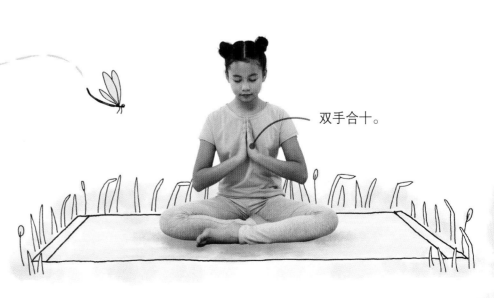

身体站直，双脚分开，双臂放于
身体两侧。闭上双眼，感知身体
中蕴含的力量。

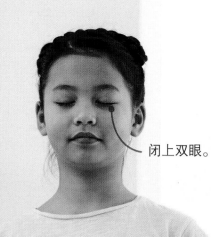

闭上双眼。

颈部挺直，
头部居中。

双臂放于身
体两侧，掌
心向前。

大腿肌肉收
紧，保持身
体平衡。

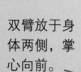

双脚紧贴瑜伽垫，
脚趾张开。

双脚分开，
与髋同宽。

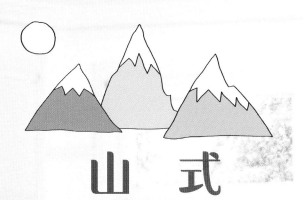

山 式

山式是瑜伽的重要体式。它可以帮助你放松身心，让你学会在静止时感知身体中蕴含的如大山般的力量。

腹部收紧，上半身挺直。

这个体式有助于孩子塑造体形。请让孩子抬头挺胸，站直身体，放平肩部，关注自己的呼吸。

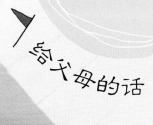

给父母的话

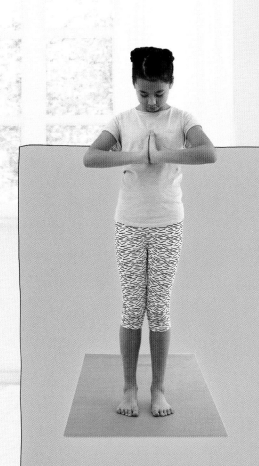

试一试

结束山式练习，吸气，双手向上举过头顶，掌心合十。呼气时，双手回到胸前，掌心合十。

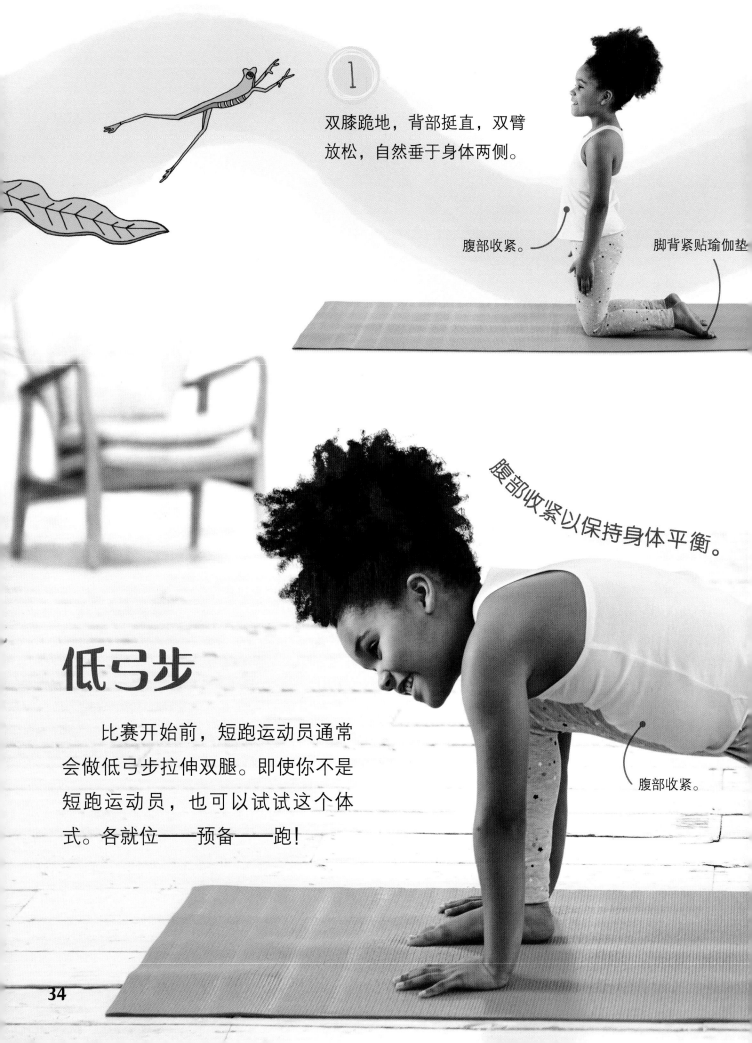

1

双膝跪地，背部挺直，双臂放松，自然垂于身体两侧。

腹部收紧。

脚背紧贴瑜伽垫

腹部收紧以保持身体平衡。

腹部收紧。

低弓步

比赛开始前，短跑运动员通常会做低弓步拉伸双腿。即使你不是短跑运动员，也可以试试这个体式。各就位——预备——跑！

34

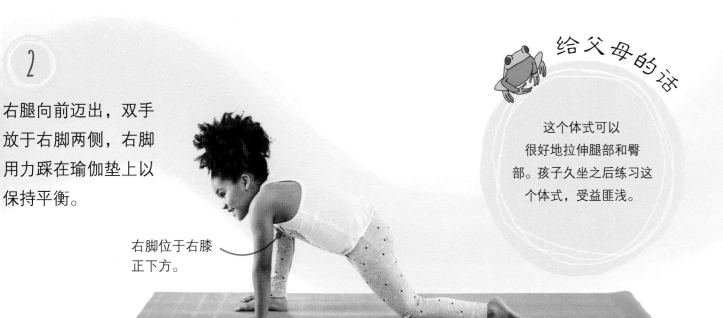

2

右腿向前迈出，双手放于右脚两侧，右脚用力踩在瑜伽垫上以保持平衡。

右脚位于右膝正下方。

给父母的话

这个体式可以很好地拉伸腿部和臀部。孩子久坐之后练习这个体式，受益匪浅。

3

左脚脚趾蹬地，试着伸直左腿，左脚脚跟尽量向后蹬。完成后，做对侧练习。

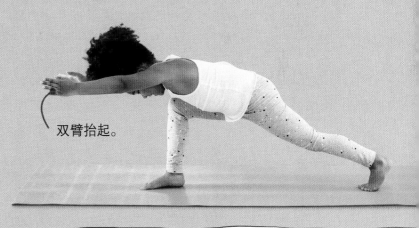

试一试

你如果已经适应了低弓步，可以抬起双臂。收紧腹部，双腿用力。

双臂抬起。

脚跟向后蹬。

左腿尽量向后伸展。

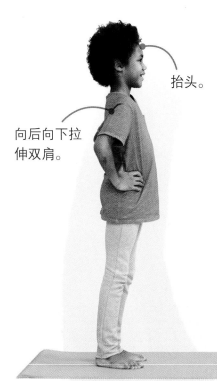

抬头。

向后向下拉伸双肩。

战士一式

战士一式可以帮助你热身，让你充满力量，变得强壮。身体站直，双手扶髋，摆一个迎接胜利的姿势吧！

1 站在瑜伽垫一端，双脚分开，与髋同宽，双手扶髋。

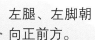

左腿、左脚朝向正前方。

2 右脚向外转动，脚尖指向右前方，左脚向正前方迈出一大步。

给父母的话

这个体式可以增强全身肌肉的力量，有助于孩子提高专注力和身体的稳定性。

臀部不要后翘。

脚掌紧贴瑜伽垫。

3 呼气，屈左膝至左脚脚踝正上方。右脚脚掌紧贴瑜伽垫。

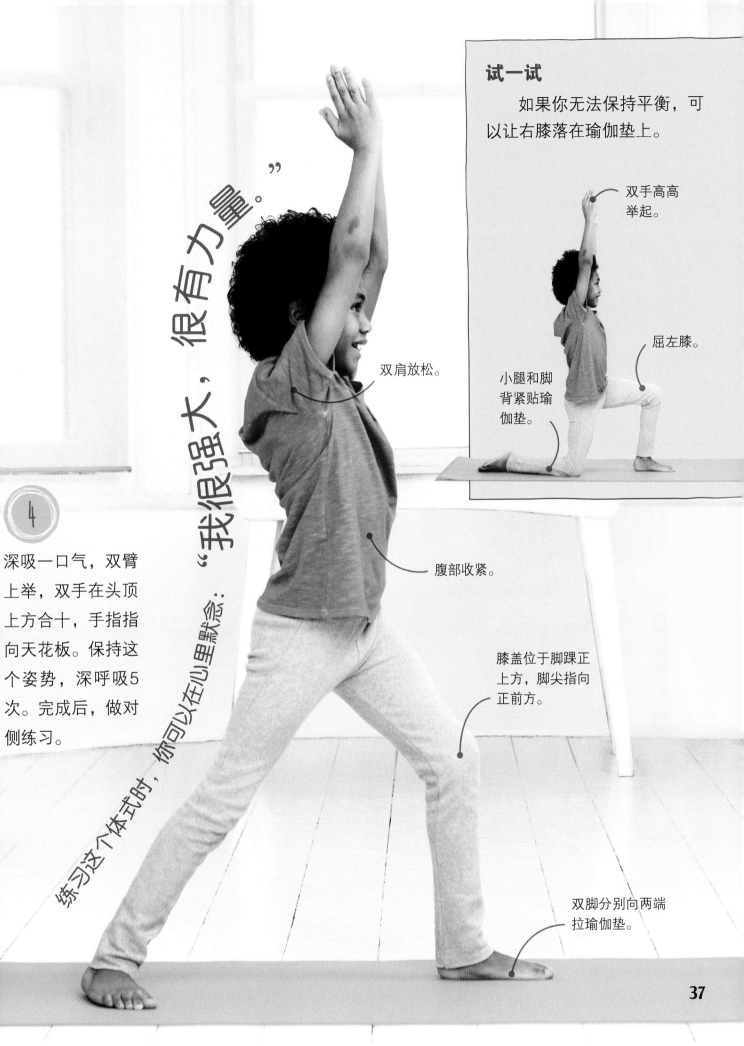

4

深吸一口气，双臂上举，双手在头顶上方合十，手指指向天花板。保持这个姿势，深呼吸5次。完成后，做对侧练习。

练习这个体式时，你可以在心里默念："我很强大、很大、很有力量。"

双肩放松。

腹部收紧。

膝盖位于脚踝正上方，脚尖指向正前方。

双脚分别向两端拉瑜伽垫。

试一试

如果你无法保持平衡，可以让右膝落在瑜伽垫上。

双手高高举起。

屈左膝。

小腿和脚背紧贴瑜伽垫。

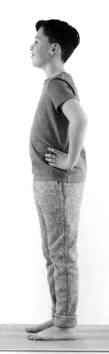

身体站直，双脚分
开，与髋同宽，双
手扶髋。

幻椅式

假装坐在一把隐形的椅子上，让你的小伙伴大吃一惊吧。这个体式可以增强腿部力量。

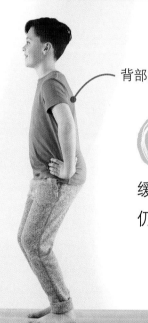

背部挺直。

缓慢屈双膝，双手
仍然扶髋。

给父母的话

这个体式可以锻炼腿部和臀部的肌肉，很好地矫正体态，让孩子远离驼背。

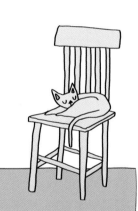

背部保持挺直。

眼睛看向
双脚。

臀部后移，上
半身前倾。

试一试

为了增强腿部力量，在练习幻椅式时，可以将背部紧贴墙面，并向墙面施力，同时双脚用力踩地。

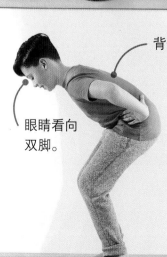

双膝分开，与髋同宽。

做这个练习时，最好不要使用瑜伽垫，因为它可能滑动。

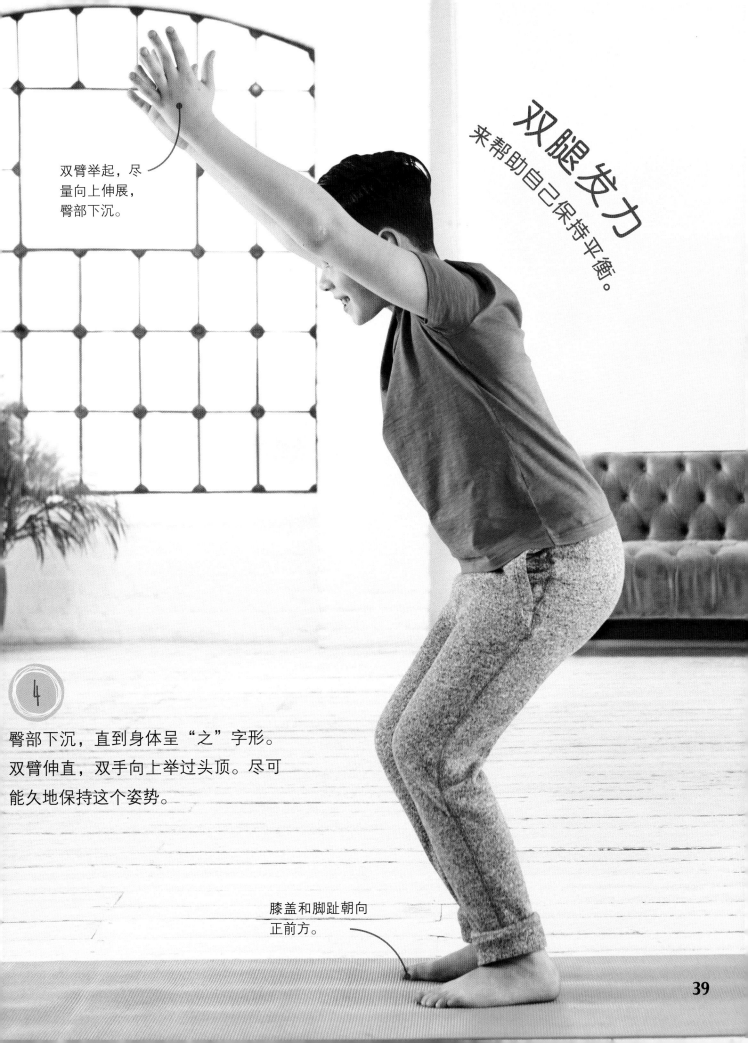

双臂举起，尽量向上伸展，臀部下沉。

4

臀部下沉，直到身体呈"之"字形。双臂伸直，双手向上举过头顶。尽可能久地保持这个姿势。

膝盖和脚趾朝向正前方。

39

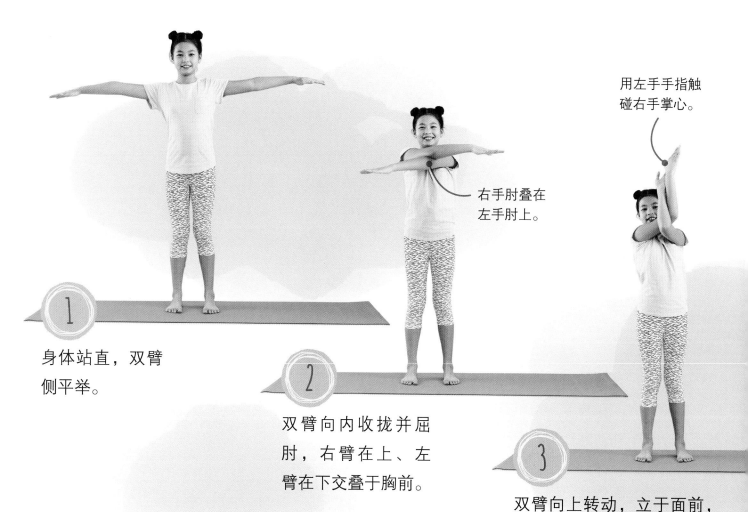

用左手手指触碰右手掌心。

右手肘叠在左手肘上。

1 身体站直，双臂侧平举。

2 双臂向内收拢并屈肘，右臂在上、左臂在下交叠于胸前。

3 双臂向上转动，立于面前，然后用左手手指触碰右手掌心。双臂交叠缠绕，右手位置比左手高。

鹰 式

练习这个体式时，双臂和双腿都会交叠缠绕在一起，你会觉得自己像老鹰一样强大而有力。

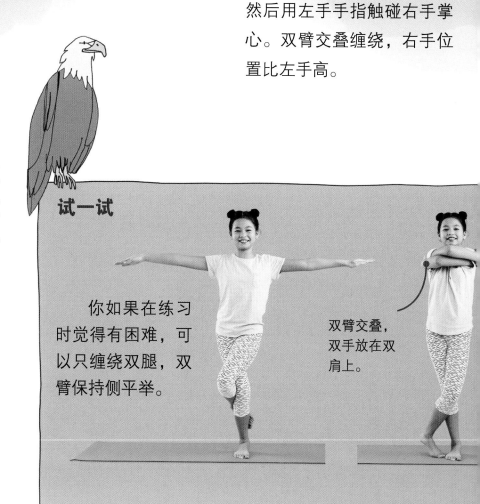

试一试

你如果在练习时觉得有困难，可以只缠绕双腿，双臂保持侧平举。

双臂交叠，双手放在双肩上。

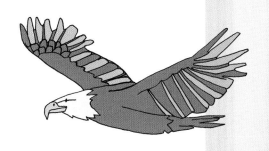

手指向上
伸展。

☀ 给父母的话

鹰式难度较
高。练习这个体式时，
孩子只有注意力高度集中才
能保持平衡。因此，做完一侧
的练习后，让孩子做山式
休息一下，再做对侧
练习。

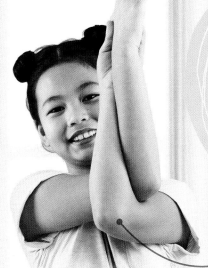

肘部抬起。

腹部收紧，双腿
用力，这样有助
于保持平衡。

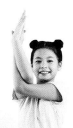

④

保持手臂缠绕的姿势，
抬起左腿绕过右膝，左
脚落在瑜伽垫上。

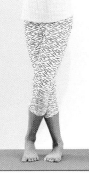

如果不能保
持平衡，可以双
腿交叉，左脚点
地。双臂在胸前
交叠。

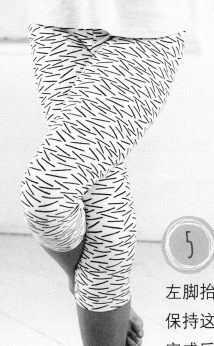

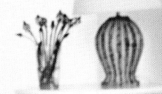

⑤

左脚抬起，紧贴右小腿后侧。
保持这个姿势，深呼吸几次。
完成后，做对侧练习。

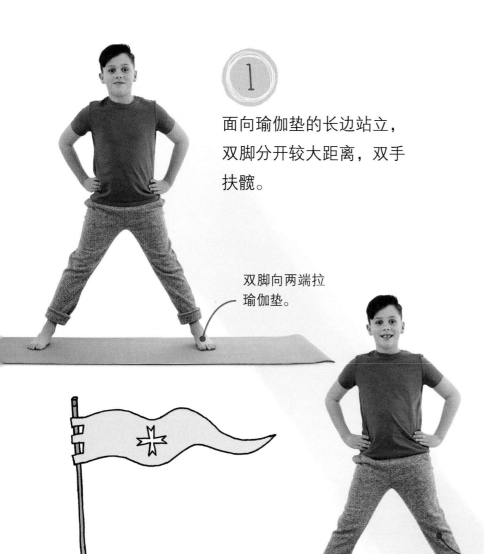

1

面向瑜伽垫的长边站立，双脚分开较大距离，双手扶髋。

双脚向两端拉瑜伽垫。

2

右脚外旋90°，脚尖正对瑜伽垫的短边。左腿保持不动，身体朝向正前方。

双腿用力。

战士二式

瑜伽的战士体式能让你充满力量。试试战士二式吧——你有没有觉得自己像一名强壮的战士？

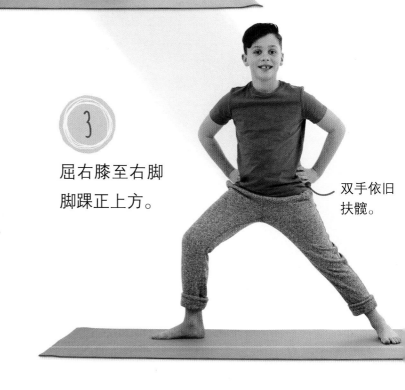

3

屈右膝至右脚脚踝正上方。

双手依旧扶髋。

42

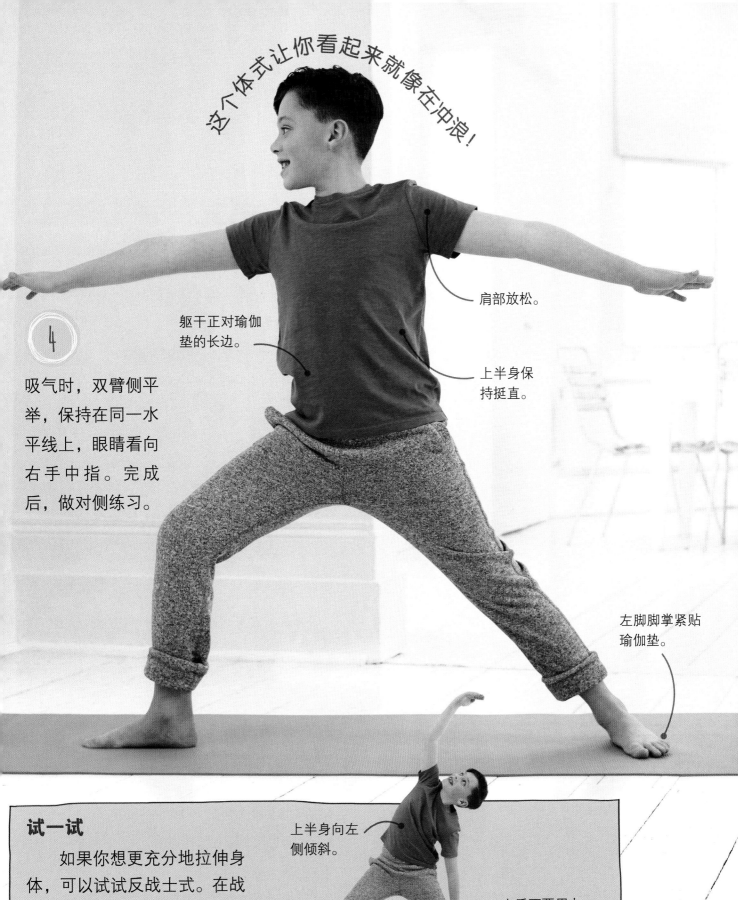

这个体式让你看起来就像在冲浪！

肩部放松。

躯干正对瑜伽垫的长边。

上半身保持挺直。

4

吸气时，双臂侧平举，保持在同一水平线上，眼睛看向右手中指。完成后，做对侧练习。

左脚脚掌紧贴瑜伽垫。

试一试

　　如果你想更充分地拉伸身体，可以试试反战士式。在战士二式右侧练习姿势的基础上，将左手轻轻地放在左膝上，右手抬高举过头顶。完成后，做对侧练习。

上半身向左侧倾斜。

左手不要用力压左膝。

43

提升自信序列

这个体式序列会让你变得强大有力而又充满自信。

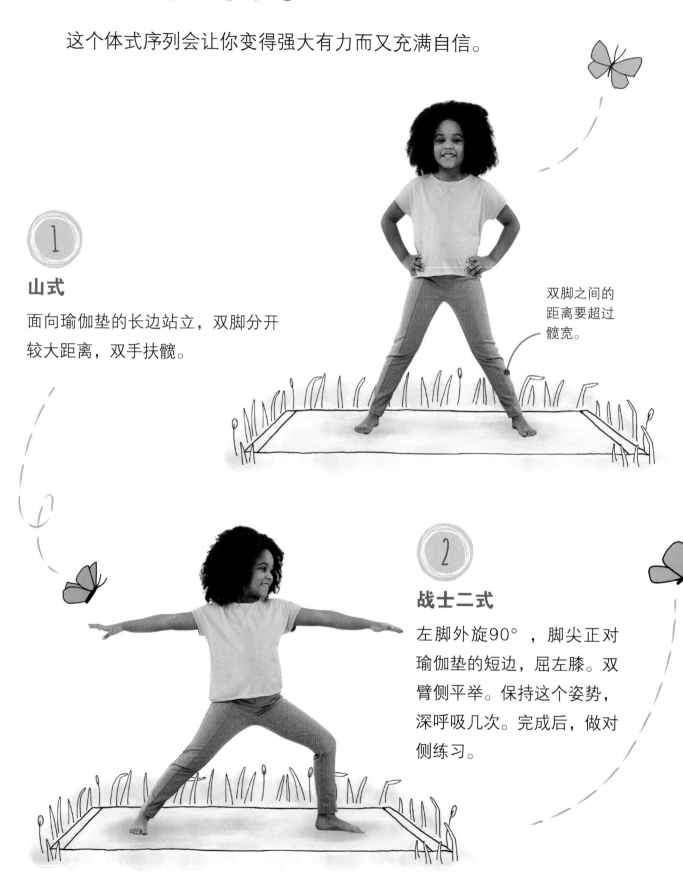

1

山式

面向瑜伽垫的长边站立，双脚分开较大距离，双手扶髋。

双脚之间的距离要超过髋宽。

2

战士二式

左脚外旋90°，脚尖正对瑜伽垫的短边，屈左膝。双臂侧平举。保持这个姿势，深呼吸几次。完成后，做对侧练习。

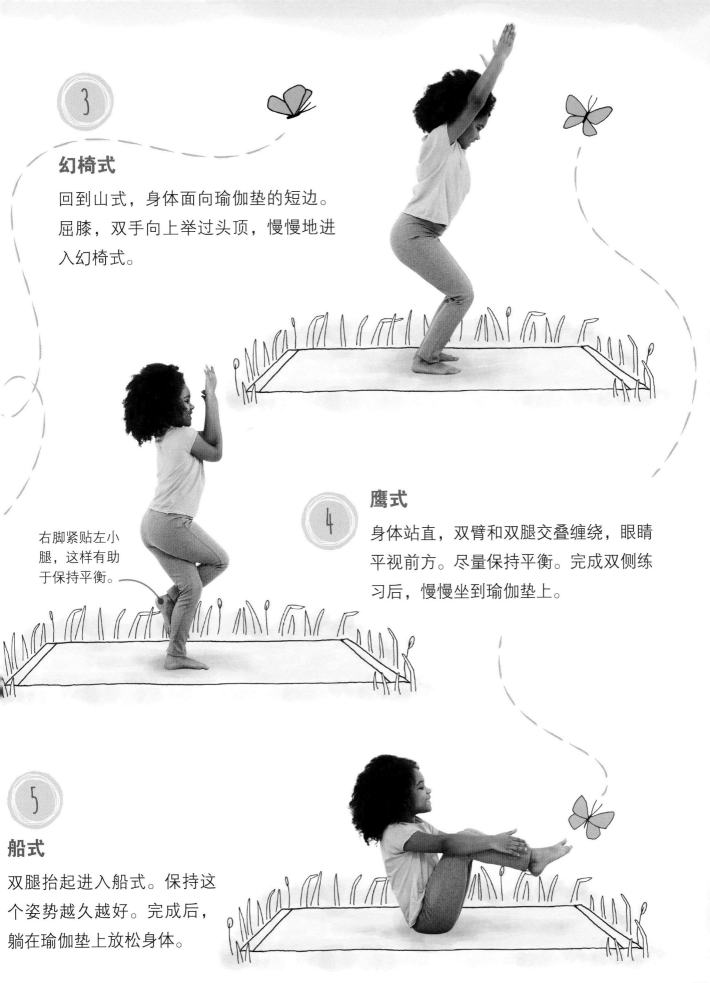

3

幻椅式

回到山式，身体面向瑜伽垫的短边。屈膝，双手向上举过头顶，慢慢地进入幻椅式。

右脚紧贴左小腿，这样有助于保持平衡。

4

鹰式

身体站直，双臂和双腿交叠缠绕，眼睛平视前方。尽量保持平衡。完成双侧练习后，慢慢坐到瑜伽垫上。

5

船式

双腿抬起进入船式。保持这个姿势越久越好。完成后，躺在瑜伽垫上放松身体。

树 式

树根起支撑作用，帮助大树长得又高又壮。想象自己是一棵大树，深深地向下扎根。练习这个体式有助于提高身体的平衡能力。

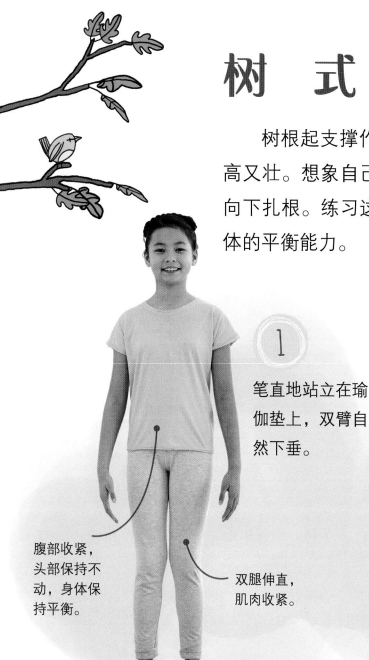

1

笔直地站立在瑜伽垫上，双臂自然下垂。

腹部收紧，头部保持不动，身体保持平衡。

双腿伸直，肌肉收紧。

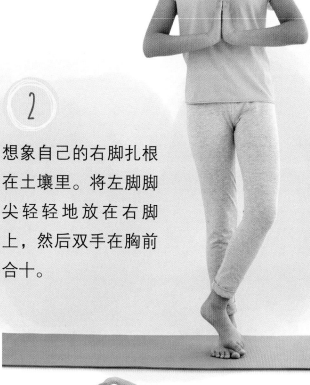

2

想象自己的右脚扎根在土壤里。将左脚脚尖轻轻地放在右脚上，然后双手在胸前合十。

试一试

如果不能保持平衡，可以试试风吹树式。身体站直，双手十指相扣，双臂向上伸展，身体先向一侧倾斜，再向另一侧倾斜。

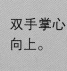

双手掌心向上。

双脚稳稳地踩在瑜伽垫上。

46

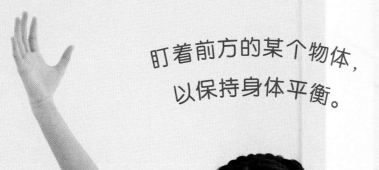

盯着前方的某个物体，
以保持身体平衡。

双手举过头顶，
双臂像树枝一样
向外伸展。

③

如果你的平衡能力很好，
可以试着将左脚抬高，抵
在右腿上，看看自己可以
保持这个姿势多久。完成
后，做对侧练习。

你可以用手把
脚抬高。

 给父母的话

专注力也会影
响我们的平衡能力。因
此孩子的专注力不同，平衡
能力也有差异。如果孩子在保
持平衡时很吃力，要多鼓励他
们，让他们知道自己已经
做得很好了。

左脚抵住右腿。确保
左脚位于右膝上方或
下方，不要直接抵在
膝盖上。

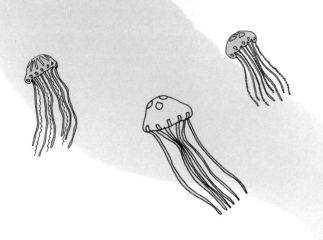

站立前屈式

我们倒立时，看到的景象是什么样的呢？这个体式将告诉你答案！练习时，你的双臂可以像水母的触手一样晃来晃去！

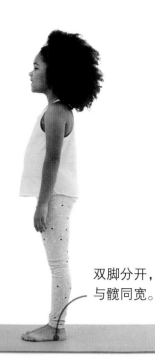

1

身体站直，脚尖正对瑜伽垫的短边，双臂自然下垂。

双脚分开，与髋同宽。

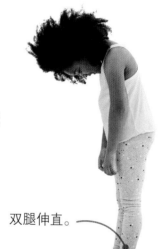

2

颈部放松，低头，眼睛看向双脚。

双腿伸直。

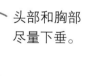 给父母的话

在快速成长期，孩子骨骼的生长速度比肌肉的生长速度快，所以他们的肌肉需要进行和缓的拉伸。练习这个体式时，为了达到最好的拉伸效果，你可以鼓励孩子每次呼气时，头部和胸部都再向下垂一点儿。

头部和胸部尽量下垂。

3

深吸一口气，呼气时，身体前屈。你也可以微屈双腿。

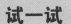

试一试

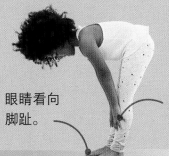

眼睛看向脚趾。

双手轻轻扶在小腿上。

你还可以尝试另一种拉伸方式。身体前屈，使上半身与地面平行，背部和颈部尽量伸直。

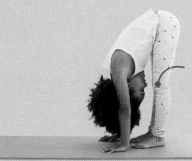

你能不能用鼻子碰到膝盖？

如果你已经适应了站立前屈式，可以试着伸直双腿，这样可以更充分地拉伸身体。

4

身体尽量前屈，双手试着触碰瑜伽垫。保持这个姿势，深呼吸几次，然后慢慢地将脊柱一节节地向上卷起，身体站直，回到站立的姿势。注意：头部是最后一个回到原位的部位。

无论是前屈还是直起身体，动作都要慢，否则你会头晕。

可以微微屈膝。

颈部放松，头部自然下垂。

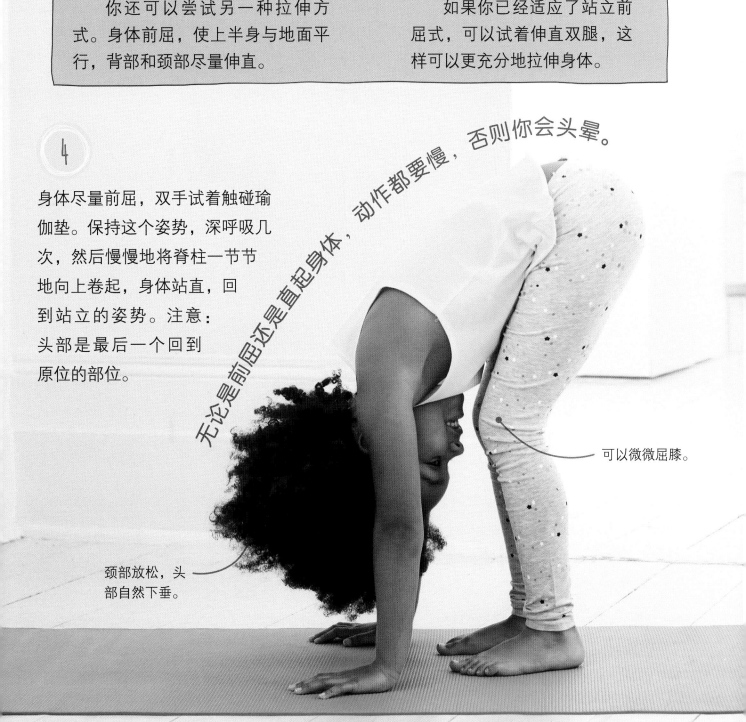

49

快乐婴儿式

躺在小床上，婴儿常常抓着自己的脚丫摇来摇去。这个体式对大孩子来说也很有趣，快来试试吧！

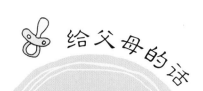
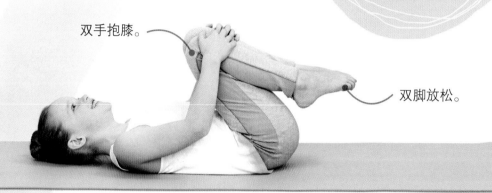

双手抱膝。

双脚放松。

1 背部紧贴瑜伽垫平躺。吸气，呼气，同时屈双膝，双腿抬起，大腿向腹部靠拢。

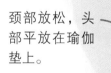

颈部放松，头部平放在瑜伽垫上。

双脚拇指相触。

2 再次吸气时，双膝分开超过上半身的宽度，尽量向腋窝靠拢。

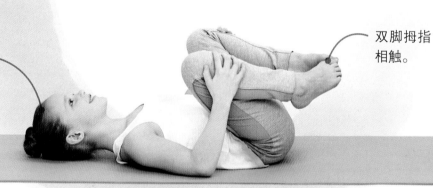

试一试

如果你觉得快乐婴儿式很简单，可以试着伸直双腿。身体左右摇晃时，双手抓住小腿。

双腿尽量伸直。

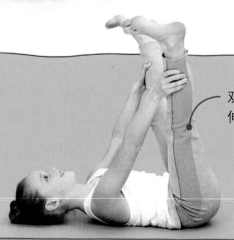

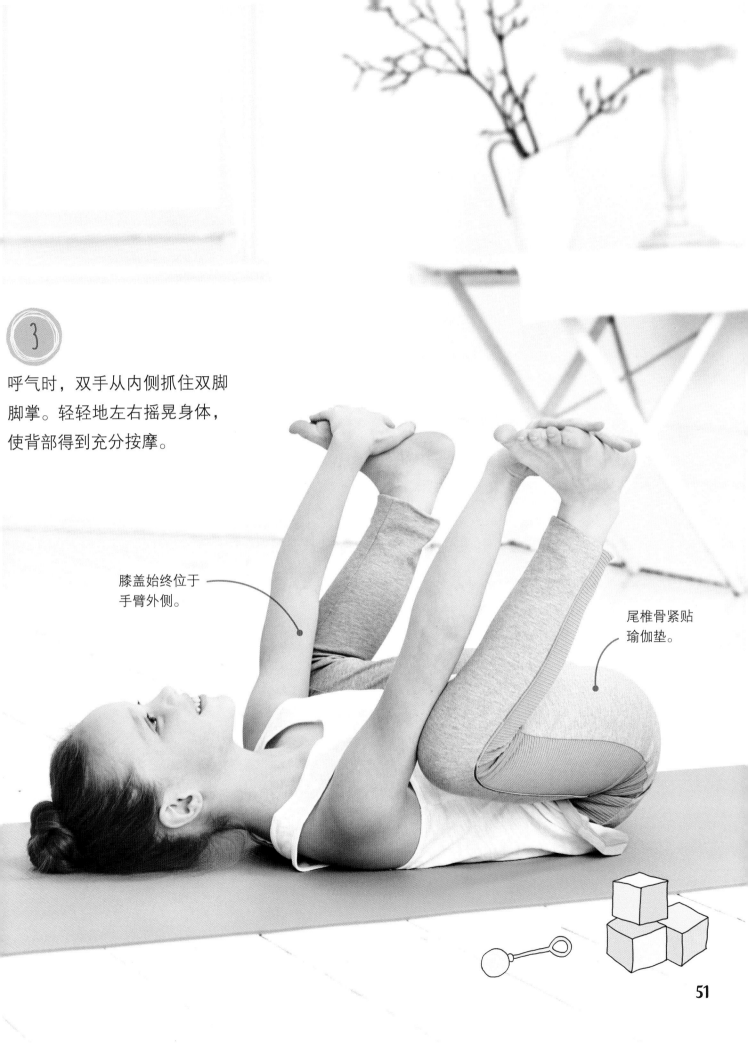

3

呼气时，双手从内侧抓住双脚脚掌。轻轻地左右摇晃身体，使背部得到充分按摩。

膝盖始终位于
手臂外侧。

尾椎骨紧贴
瑜伽垫。

盘腿坐在瑜伽垫上，深吸一口气，让腹部鼓起，想象自己像一只气球一样。

用一根手指轻轻触摸嘴唇。呼气时，像蜜蜂一样发出"嗡嗡"声，这时你的手指会感到嘴唇的振动。

蜂鸣呼吸法

做这个呼吸练习时，你会像蜜蜂一样发出"嗡嗡"声！当你感到紧张或疲惫时，可以按这里的步骤进行练习。

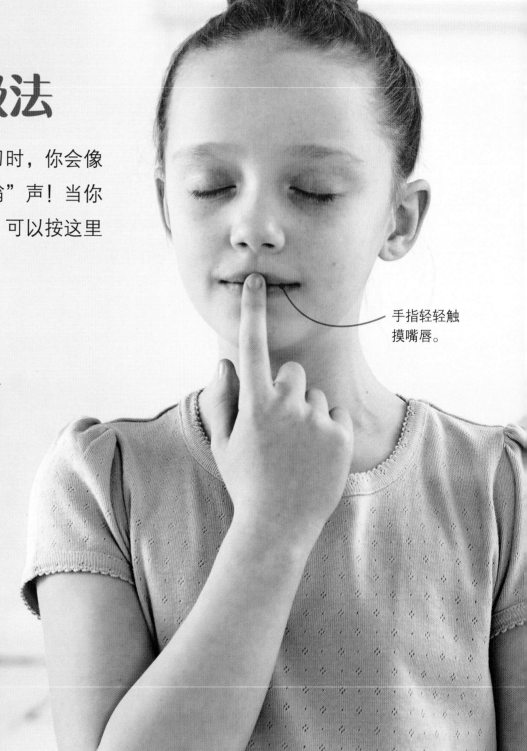

手指轻轻触摸嘴唇。

3

双手搭在双膝上，上半身挺直，深吸一口气。闭上双眼，呼气，试试你一次能发出多长时间的"嗡嗡"声。重复3次。

4

用手指堵住耳朵，用鼻子深吸一口气，呼气时再次发出"嗡嗡"声。

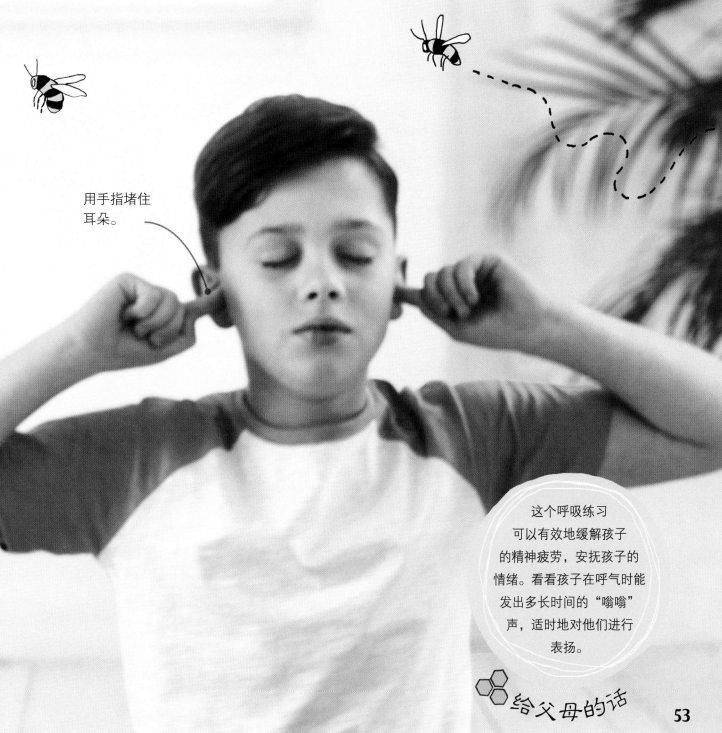

用手指堵住耳朵。

这个呼吸练习可以有效地缓解孩子的精神疲劳，安抚孩子的情绪。看看孩子在呼气时能发出多长时间的"嗡嗡"声，适时地对他们进行表扬。

给父母的话

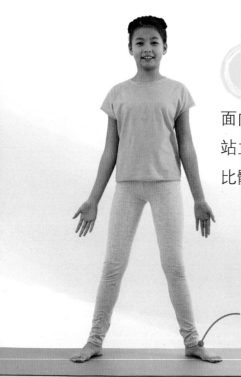

1

面向瑜伽垫的长边
站立，双脚分开，
比髋略宽。

2

背部挺直，身体慢
慢向下，直到臀部
低于膝盖。

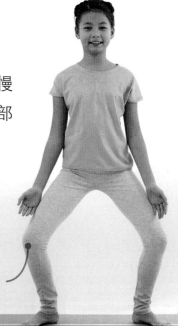

双脚微微向外
展开。

屈膝。

想象自己正挂在丛林的树枝上。

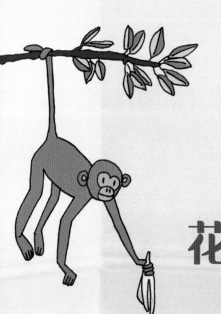

花环式

你见过猴子挂在树上的样
子吗？蹲下来，一只手臂向上
伸展，就像一只挂在树上的猴
子一样！

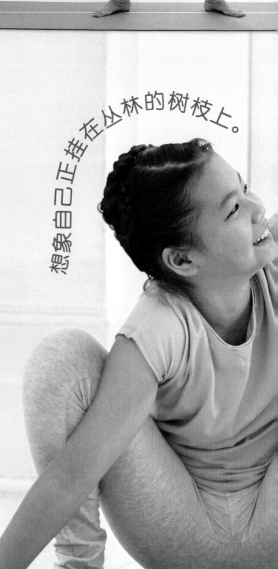

臀部不要触碰
瑜伽垫。

双手合十。

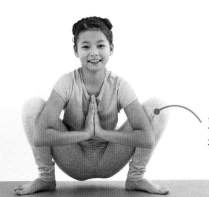

双臂向外
推双腿。

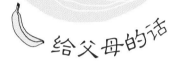

这个体式有助于增强
腿部的力量，也可以促
进消化。

给父母的话

试一试

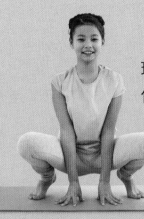

如果双脚不能完全踩在
瑜伽垫上，可以踮起脚跟，
像一只蹲着的青蛙一样。双
手撑在瑜伽垫上有助于
保持身体平衡。

双膝向后。

4

右手放在瑜伽垫上，左手向
上伸展，眼睛看向左手。完
成后，做对侧练习。

如果你毫不费力地
完成了花环式，可以增
加难度。双手举高，臀
部不要触碰瑜伽垫。

双手举高。

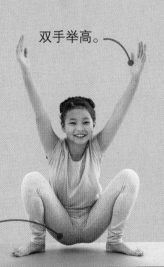

臀部不要触
碰瑜伽垫。

脊柱扭转式

这个体式可以增强背部肌肉的力量和柔韧性。想象自己是一条鱼，正扭动着身体跃出水面。

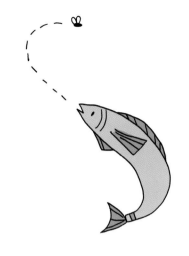

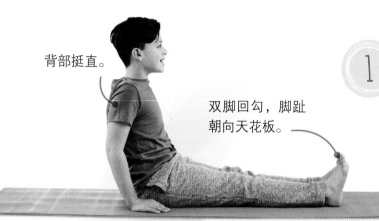

背部挺直。

双脚回勾，脚趾朝向天花板。

1 坐在瑜伽垫上，双腿向前伸直。

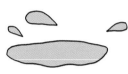

肘部微屈有助于背部挺直。

2 屈右腿，右脚从左腿上方跨过，踩在瑜伽垫上。

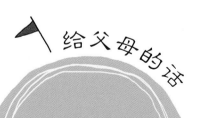
给父母的话

扭转身体有助于促进消化，也可以让孩子保持平静，从而提高专注力。

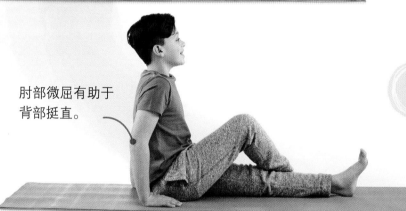

保持背部挺直，不要驼背。

3 左臂环抱右膝。深吸一口气，同时右手举高，上半身向上伸展。

试一试

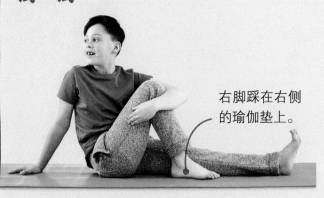

右脚踩在右侧的瑜伽垫上。

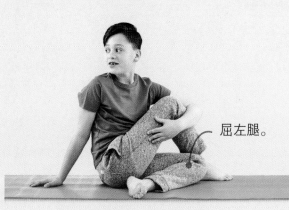

屈左腿。

如果练习脊柱扭转式时感到困难，可以试试这个小技巧。屈膝时，将脚踩在同侧的瑜伽垫上，再扭转上半身。

如果你适应了脊柱扭转式，可以试着屈起下方的那条腿，让脚贴近臀部。

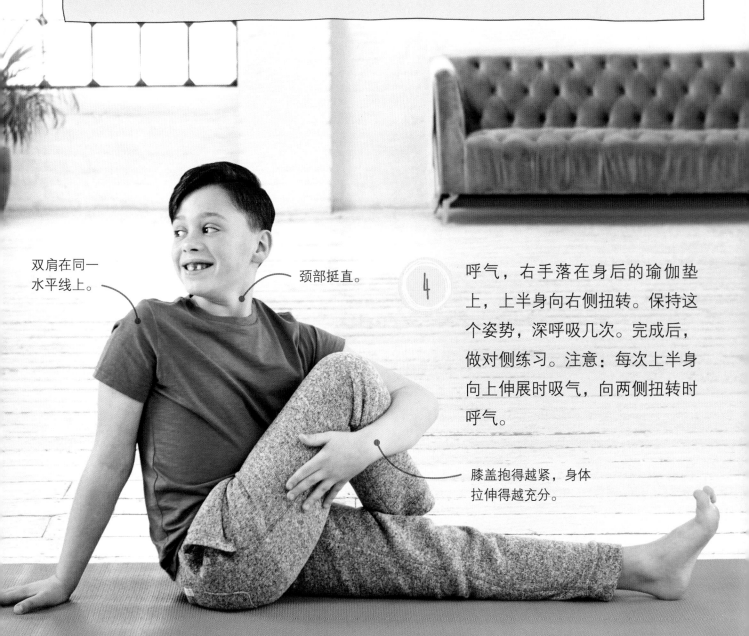

双肩在同一水平线上。

颈部挺直。

4 呼气，右手落在身后的瑜伽垫上，上半身向右侧扭转。保持这个姿势，深呼吸几次。完成后，做对侧练习。注意：每次上半身向上伸展时吸气，向两侧扭转时呼气。

膝盖抱得越紧，身体拉伸得越充分。

牛面式

练习这个体式时，你可以将双手想象成扇动着的牛耳朵，将双腿想象成牛嘴巴。试试看你能不能做出这个体式。

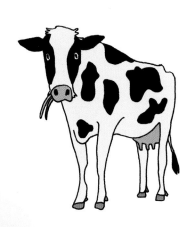

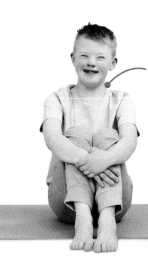

头部和颈部尽量挺直。

1 面向瑜伽垫的长边坐下，屈膝，双脚踩在地面上。

2 左脚从右腿下方穿过，靠近右侧臀部。

双膝上下交叠。

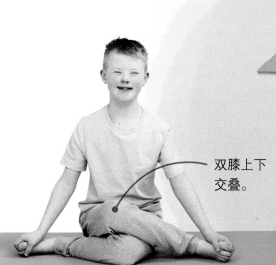

3 抬起右腿，盘在左腿上，右脚靠近左侧臀部。

左臂上举。

右臂侧平举。

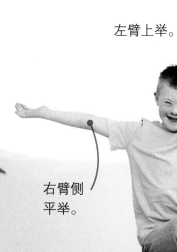

4 吸气，左臂上举，右臂侧平举。

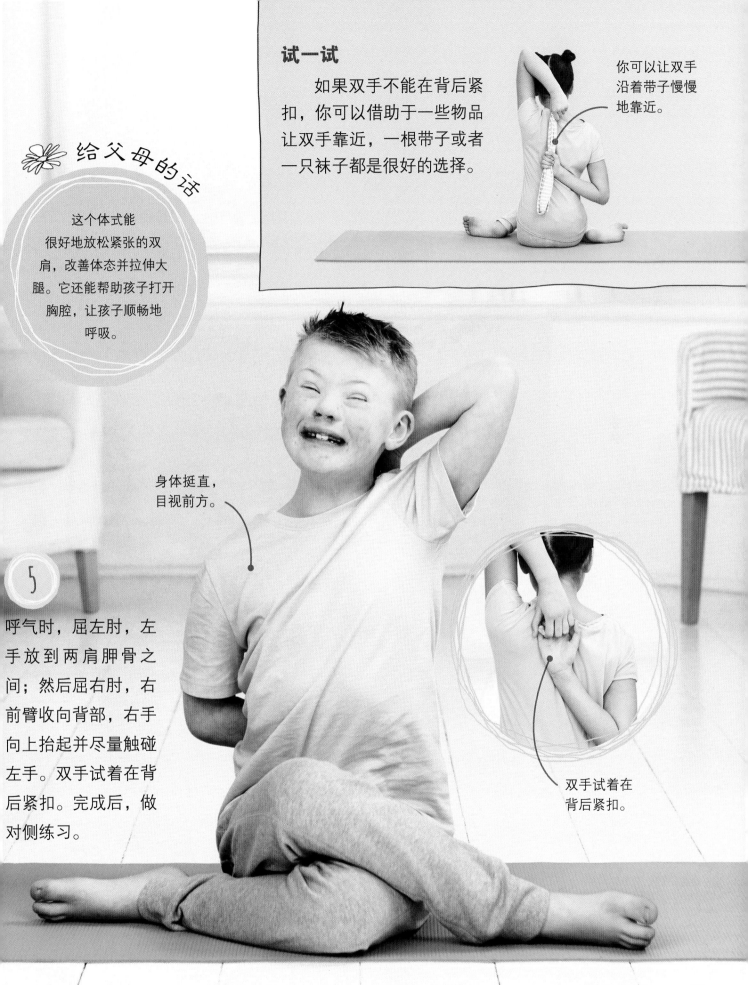

试一试

如果双手不能在背后紧扣，你可以借助于一些物品让双手靠近，一根带子或者一只袜子都是很好的选择。

你可以让双手沿着带子慢慢地靠近。

给父母的话

这个体式能很好地放松紧张的双肩，改善体态并拉伸大腿。它还能帮助孩子打开胸腔，让孩子顺畅地呼吸。

身体挺直，目视前方。

5

呼气时，屈左肘，左手放到两肩胛骨之间；然后屈右肘，右前臂收向背部，右手向上抬起并尽量触碰左手。双手试着在背后紧扣。完成后，做对侧练习。

双手试着在背后紧扣。

静心序列

这个序列适合在晚上睡觉前或者你想让自己平静下来的时候练习。

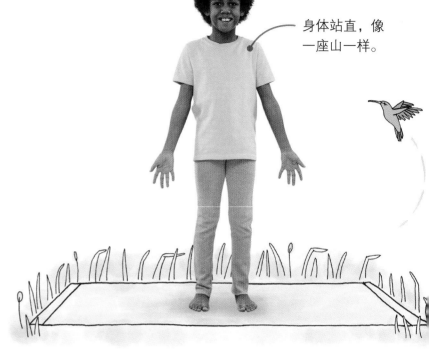

身体站直，像一座山一样。

1 山式

以山式开始，身体站直，双脚分开，用鼻子缓缓地呼吸。

2 树式

抬起左腿，右腿牢牢地"扎根"在地上，让自己成为一棵树。双臂像树枝一样向外伸展，头部摆正。保持这个姿势，深呼吸5~10次。完成后，做对侧练习。然后回到山式，休息片刻。

③ 站立前屈式

身体站直，然后慢慢前屈。双腿微屈可以让你更加放松。低头，试着用双手触碰瑜伽垫。保持这个姿势，深呼吸5~10次。完成后，坐在瑜伽垫上。

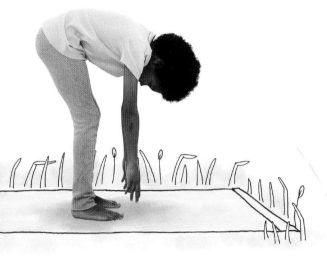

④ 脊柱扭转式

上半身向一侧扭转，保持不动，深呼吸几次。然后吸气，上半身向上伸展，呼气时，上半身转向另一侧。重复2次。

屈左腿，左脚从右腿上方跨过，踩在瑜伽垫上。

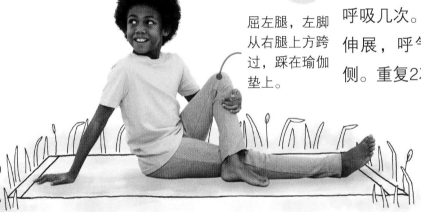

⑤ 蜂鸣呼吸法

盘腿坐在瑜伽垫上，练习蜂鸣呼吸法。重复3次后，慢慢地睁开眼睛。

你可以用手指堵住耳朵或者将双手放在膝盖上。

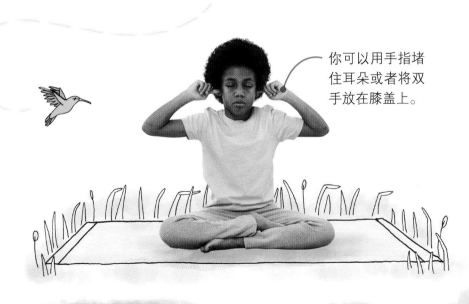

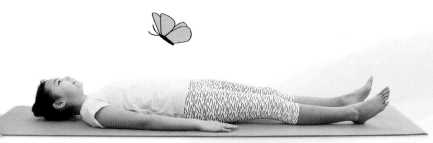

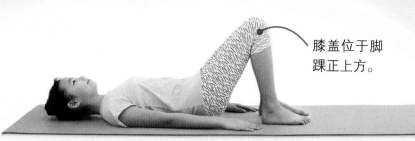

2 背部和双臂紧贴瑜伽垫，屈膝。双脚和双膝分开，与髋同宽。

膝盖位于脚踝正上方。

1 平躺在瑜伽垫上，双手自然地放在身体两侧，掌心向下。

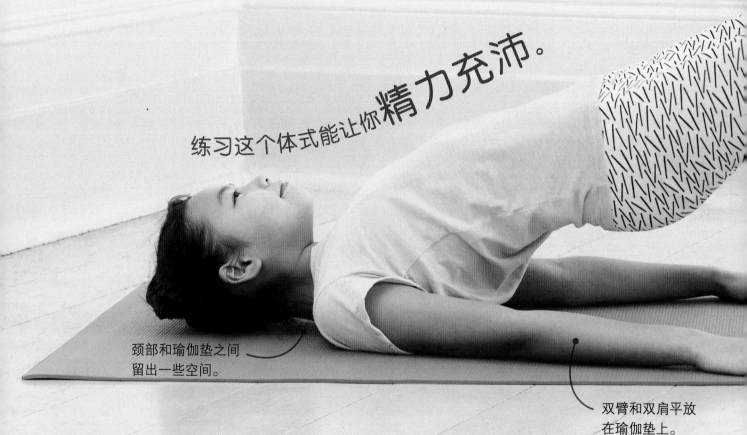

练习这个体式能让你**精力充沛。**

颈部和瑜伽垫之间留出一些空间。

双臂和双肩平放在瑜伽垫上。

桥　式

请按步骤练习桥式。这座"桥"不用太高，能让一条小溪通过就可以了。

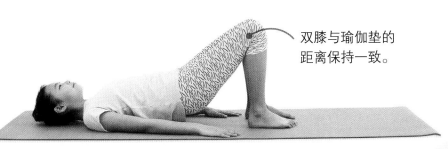

双膝与瑜伽垫的距离保持一致。

3　双脚用力向下踩，使臀部和背部向上抬起，离开瑜伽垫。

给父母的话

这个体式可以打开胸腔，使呼吸变得顺畅。同时，这个体式也可以刺激甲状腺，促进新陈代谢。

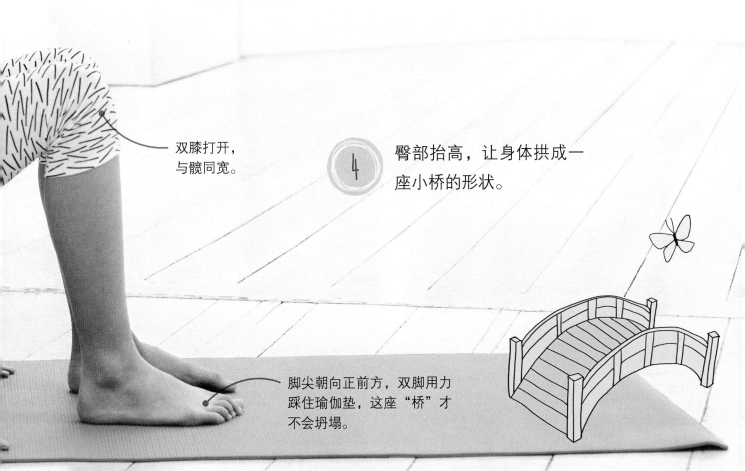

双膝打开，与髋同宽。

4　臀部抬高，让身体拱成一座小桥的形状。

脚尖朝向正前方，双脚用力踩住瑜伽垫，这座"桥"才不会坍塌。

试一试

在适应了桥式后，看看双手能不能在抬起的臀部下方相扣。

手腕紧贴瑜伽垫可以更好地支撑身体。

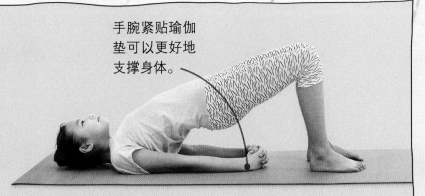

仰卧上举腿

试试用这个有趣的体式来锻炼你的腹肌吧。练习时，你需要用到靠垫或者瑜伽砖。

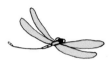

平躺在瑜伽垫上，双手抱住双腿，背部和肩部放松。

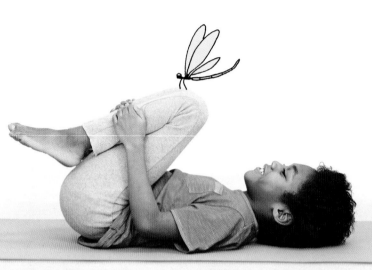

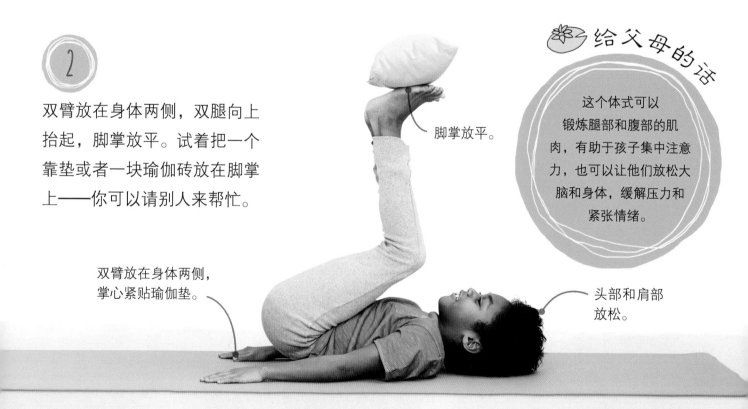

双臂放在身体两侧，双腿向上抬起，脚掌放平。试着把一个靠垫或者一块瑜伽砖放在脚掌上——你可以请别人来帮忙。

脚掌放平。

双臂放在身体两侧，掌心紧贴瑜伽垫。

头部和肩部放松。

🌸 给父母的话

这个体式可以锻炼腿部和腹部的肌肉，有助于孩子集中注意力，也可以让他们放松大脑和身体，缓解压力和紧张情绪。

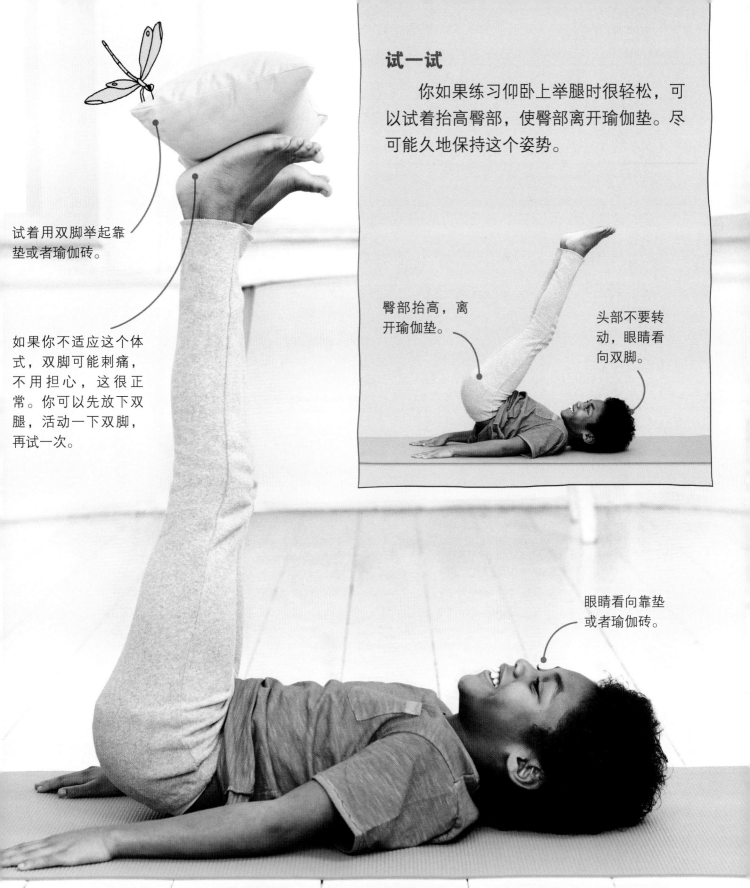

试着用双脚举起靠垫或者瑜伽砖。

如果你不适应这个体式，双脚可能刺痛，不用担心，这很正常。你可以先放下双腿，活动一下双脚，再试一次。

试一试

　　你如果练习仰卧上举腿时很轻松，可以试着抬高臀部，使臀部离开瑜伽垫。尽可能久地保持这个姿势。

臀部抬高，离开瑜伽垫。

头部不要转动，眼睛看向双脚。

眼睛看向靠垫或者瑜伽砖。

3　双腿慢慢伸直，如果不能完全伸直也没有关系。不要晃动双腿，看看自己能保持这个姿势多长时间。

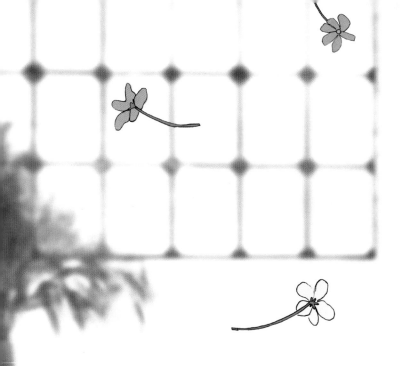

大休息式

　　瑜伽练习结束前，我们需要用大休息式进行全身放松。这个体式可以让我们的身体和大脑得到休息。每当你想放松的时候，都可以练习大休息式。

放松时，你的体温会下降，所以放松前要注意保暖。

给父母的话

关注呼吸可以让孩子的大脑和身体更好地放松。瑜伽练习结束前的放松可以让身体更充分地吸收所练习的体式带来的"养分"。

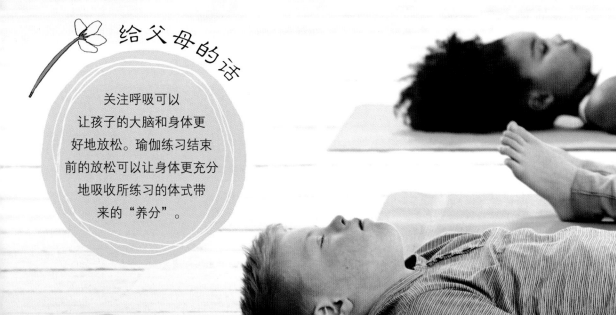

平躺在瑜伽垫上，双腿向前伸直。双臂自然地放在身体两侧，掌心向上，闭上眼睛。

关注自己的呼吸。用鼻子缓慢地、平稳地呼吸。每次呼气时，都试着让身体更加放松。

大休息式持续多久都可以。休息结束后，将身体转向一侧，然后坐起来，双手在胸前合十。

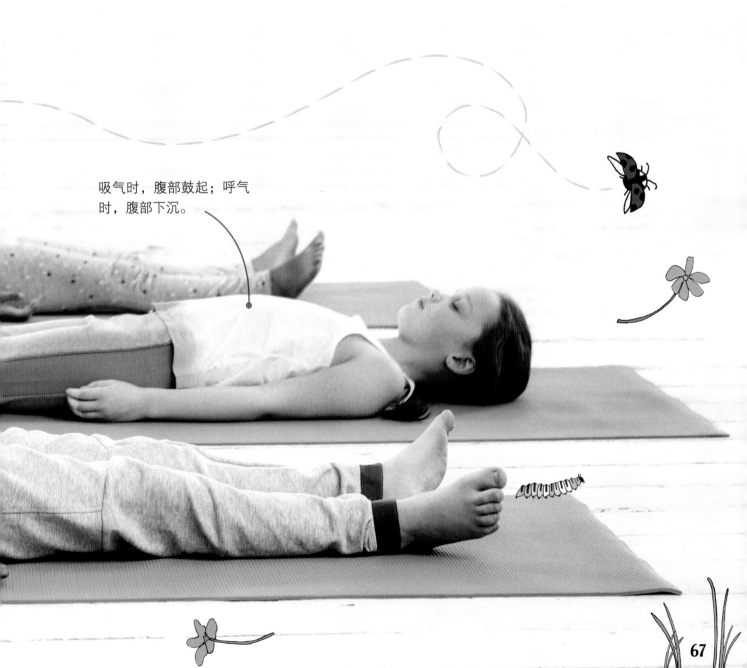

吸气时，腹部鼓起；呼气时，腹部下沉。

人的身体很神奇。瑜伽可以帮助孩子与身体沟通，让他们在成长

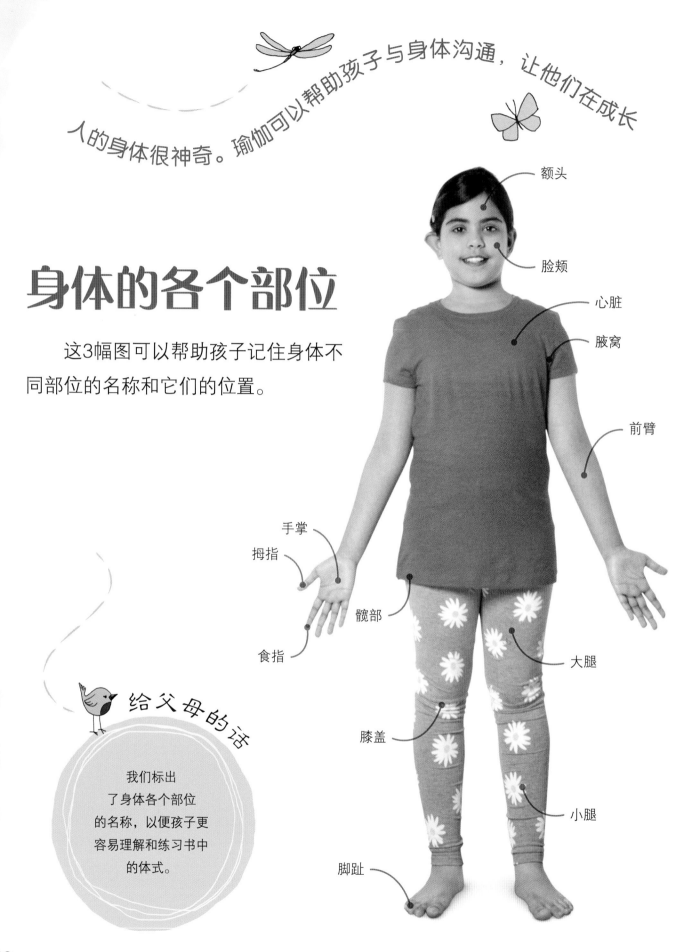

身体的各个部位

这3幅图可以帮助孩子记住身体不同部位的名称和它们的位置。

额头

脸颊

心脏

腋窝

前臂

手掌

拇指

食指

髋部

大腿

膝盖

小腿

脚趾

给父母的话

我们标出了身体各个部位的名称，以便孩子更容易理解和练习书中的体式。

过程中保持身体健康。

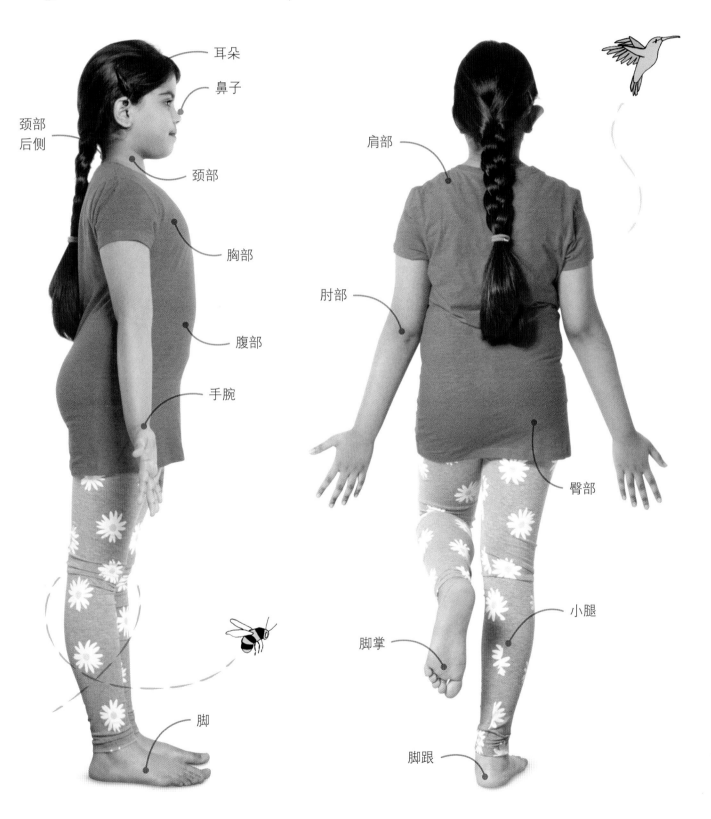

耳朵
鼻子
颈部后侧
颈部
胸部
腹部
手腕
脚

肩部
肘部
臀部
小腿
脚掌
脚跟

术语表

瑜伽
"瑜伽"来源于梵语，意为"结合"。瑜伽是一种使身心合一的修行方式。

姿势
身体呈现的样子，如站立、坐下或平躺时的样子。

合十礼
问候别人的礼节，意为"向你致敬"。

瑜伽唱诵音om
这个唱诵音可以让我们感受到彼此之间的联系，同时帮助我们集中注意力。

序列
按照固定顺序排列的一系列体式。

拉伸
拉长、伸展身体的某个部位。

放松
放松可以缓解肌肉紧张，使肌肉恢复张力。

收紧
肌肉处于紧张而非放松的状态。

双脚分开，与髋同宽
双脚位于髋部正下方，即双脚外侧之间的距离与髋关节的宽度相同。

平行
两个物体之间始终保持相同的距离。例如，一根棍子和地面平行，那么棍子的两端或中间任意位置到地面的距离都相同。

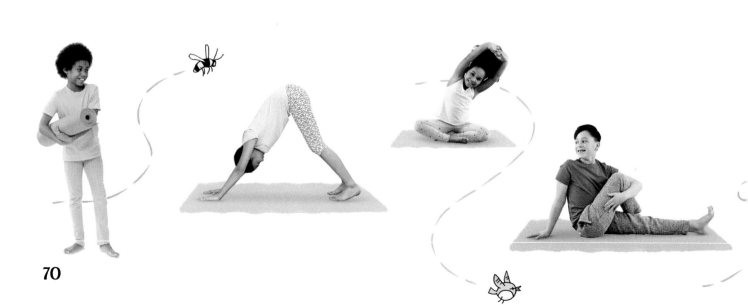

术语对照表

瑜伽创立于5000多年前的印度，因此瑜伽术语最初是用梵文来记录的。下面列出了一些重要的瑜伽术语的梵文名、英文名和中文名。

Adho Mukha Svanasana
Downward Facing Dog Pose
下犬式

Ananda Balasana
Happy Baby Pose
快乐婴儿式

Ardha Salamba Sarvangasana
Half Shoulder Stand
仰卧上举腿

Asana
Pose
瑜伽体式

Balasana
Child's Pose
婴儿式

Brahmari
Humming Bee
蜂鸣呼吸法

Bhujangasana
Cobra Pose
眼镜蛇式

Dhanurasana
Bow Pose
弓式

Garudasana
Eagle Pose
鹰式

Gomukhasana
Cow Face Pose
牛面式

Hindolasana
Rock the Baby
婴儿摇篮式

Malasana
Squat
花环式

Marjariasana
Cat Pose
猫伸展式

Navasana
Boat Pose
船式

Setu Bandha Sarvangasana
Bridge Pose
桥式

Simhasana
Lion Pose
狮子式

Tadasana
Mountain Pose
山式

Utkatasana
Chair Pose
幻椅式

Uttanasana
Standing Forward Bend
站立前屈式

Vakrasana
Spinal Twist Pose
脊柱扭转式

Virabhadrasana I
Warrior I Pose
战士一式

Virabhadrasana II
Warrior II Pose
战士二式

Vrksasana
Tree Pose
树式

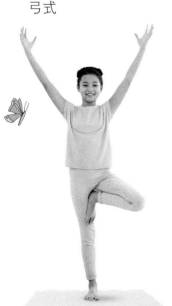
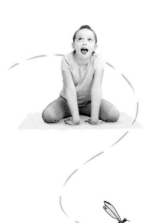
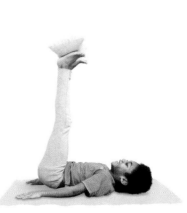
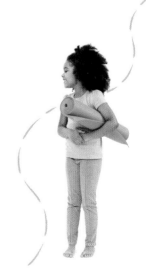

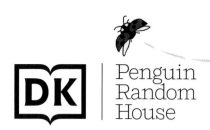

著作权合同登记号　图字：01-2020-3031

图书在版编目（CIP）数据

DK 儿童瑜伽 /（英）苏珊娜·霍夫曼著；于秀兰译. —北京：北京科学技术出版社，2021.11

书名原文：Yoga For Kids: Simple First Steps in Yoga and Mindfulness

ISBN 978-7-5714-1794-9

Ⅰ.①D… Ⅱ.①苏… ②于… Ⅲ.①瑜伽—儿童读物 Ⅳ.① R161.1-49

中国版本图书馆 CIP 数据核字（2021）第 180483 号

策划编辑：石　婧　郭嘉惠
责任编辑：吴佳慧
封面设计：杨海霞
图文制作：天露霖文化
责任印制：吕　越
出 版 人：曾庆宇
出版发行：北京科学技术出版社
社　　址：北京西直门南大街16号
邮政编码：100035
电　　话：0086-10-66135495（总编室）
　　　　　0086-10-66113227（发行部）
网　　址：www.bkydw.cn
印　　刷：广东金宣发包装科技有限公司
开　　本：889 mm × 1194 mm　1/16
字　　数：56千字
印　　张：4.5
版　　次：2021年11月第1版
印　　次：2021年11月第1次印刷
ISBN 978-7-5714-1794-9

定　　价：78.00元

For the curious
www.dk.com

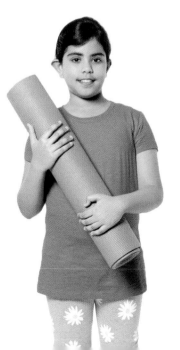

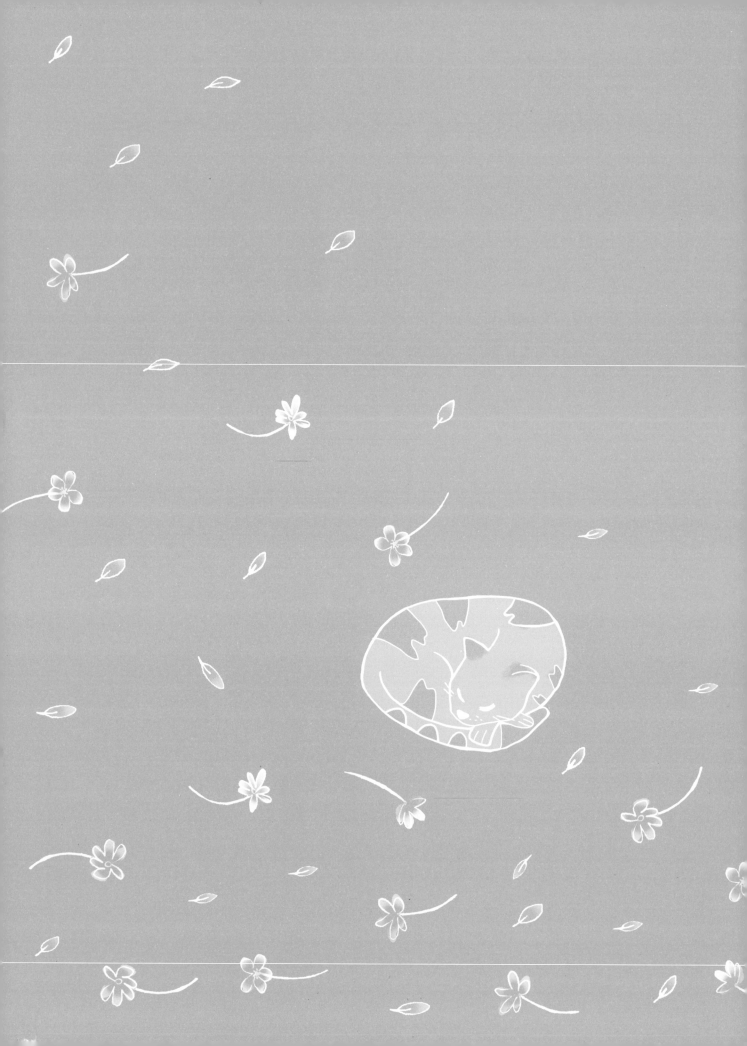